《药品使用风险管理实用手册》系列丛书

肿瘤免疫治疗用药
PD-1/PD-L1

风险管理手册

中国药品监督管理研究会药品使用监管研究专业委员会◎组织编写

李国辉◎主编

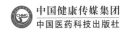

中国健康传媒集团
中国医药科技出版社

图书在版编目（CIP）数据

肿瘤免疫治疗用药 PD-1/PD-L1 风险管理手册 / 中国药品监督
管理研究会药品使用监管研究专业委员会组织编写；李国辉主
编 . — 北京：中国医药科技出版社，2022.10
（《药品使用风险管理实用手册》系列丛书）
ISBN 978-7-5214-3343-2

Ⅰ . ①肿… Ⅱ . ①中… ②李… Ⅲ . ①肿瘤免疫疗法－抗癌
药－用药安全－风险管理－手册 Ⅳ . ① R979.1-62

中国版本图书馆 CIP 数据核字（2022）第 147382 号

策划编辑 于海平　责任编辑 王　梓　曹化雨
美术编辑 陈君杞　版式设计 也　在

出版　**中国健康传媒集团** | 中国医药科技出版社
地址　北京市海淀区文慧园北路甲 22 号
邮编　100082
电话　发行：010-62227427　邮购：010-62236938
网址　www.cmstp.com
规格　787 × 1092 mm $\frac{1}{32}$
印张　4 $\frac{3}{4}$
字数　84 千字
版次　2022 年 10 月第 1 版
印次　2022 年 10 月第 1 次印刷
印刷　三河市万龙印装有限公司
经销　全国各地新华书店
书号　ISBN 978-7-5214-3343-2
定价　**35.00 元**

获取新书信息、投稿、为图书纠错，请扫码联系我们。

内容提要

　　本书为《药品使用风险管理实用手册》系列丛书之一，主要从 PD-1/PD-L1 类药品遴选、采购与储存环节风险管理，临床使用管理，特殊患者使用管理和用药教育等方面阐述药品的信息、风险点、风险因素等内容。

　　本书可供医师、药师和护师参考使用。

丛书编委会

本书编委会

主　　编　李国辉

副 主 编　杨　珺

编　　委（按姓氏笔画排序）

　　　　　王建华　方　罗　史录文　包健安

　　　　　冯婉玉　刘国强　劳海燕　张文周

　　　　　罗　璨　封宇飞　黄　萍　黄红兵

　　　　　曹　舫　童荣生　赖伟华　翟　青

参编人员　石亚飞

策　　划　北京北方医药健康经济研究中心

监　　制　中国药品监督管理研究会

　　　　　药品使用监管研究专业委员会

序

　　新时代，在我国创新驱动战略背景下，新药审评速度加快，新药上市层出不穷，给患者带来更新更快的治疗服务。但是，我国药品监管力量依然薄弱，科学合理审评面临巨大挑战。中国药品监管科学研究是为确保公众用药安全、有效、合理，不断提高公众健康水平而开展的一系列探索所形成的理论，以及手段、标准和方法。党中央、国务院高度重视药品安全，在监管体制改革、法规建设、基础建设等方面采取了一系列有力措施。随着我国经济社会发展步入新的时代，人民生活不断提高，公众对药品安全有效保证的要求不断增长，对药品的合理使用也更加关注。一旦药品安全发生问题，如不能迅速有效的妥善解决，不仅会威胁群众生命安全和社会安全，给群众和社会造成不可挽回的损失，严重时甚至会引发社会的不稳定。广大药师必须牢记保护和促进公众健康的初心和使命，努力建设强大的科学监管体系，同时必须大力推进监管科学发展与进步，进而实现药品科学监管。

目前，中国制药企业众多，中西药产品数目庞大，在中国加强药品使用风险评估与管理十分必要。参考先进国家新药监管经验，追踪国际最新研究动态，促进中国药品监督管理部门与医疗行业从业人员及患者社会之间的协作、沟通、交流，进而建立符合中国实际情况具有中国特色的药品使用风险监测评估管理体系，对于我们医疗从业人员来说，任重而道远。丛书针对以上现状，从药品进入医疗机构中的各环节作为切入点，分别列举各环节药品的风险，提出相应的管理措施，并对已知风险、未知风险和信息缺失内容予以标明，形成一部药品风险管理过程中的实用手册。作为我国药品风险管理相关的第一套按疾病治疗类别分册的专业书籍，以期为药品的临床使用风险管理提供参考依据，减少或避免用药风险，推动药品合理使用，促进医疗资源优化。力争成为医师、药师和护师的日常药品临床使用风险管理的专业口袋书。

医疗机构作为药品使用的最主要的环节，也是药品风险高发的区域，药品管理法对其药事管理提出明确要求，包括"医疗机构应当坚持安全有效、经济合理的用药原则，遵循药品临床应用指导原则、临床诊疗指南和药品说明书等合理用药，对医师处方、用药医嘱的适宜性进行审核。"这就要求药师在药品管理和合理用药指导等方面具有相应的技术能力并有据可依。本丛书按照疾病治疗类别分册介绍，从药品概述，药品遴选、采购与储存环节风险管理，临床使用管理，特殊患者使用管理和用药教育等多方面药品的信息、风险点、风险因素等进行梳理。本丛书旨在为医师、药师和护师提供用药指导和帮助，确保患者安全用药、降低药品风险，实现广大民众健康水平不断提高的崇高目标。在此特别撰文推荐。

谨此。

原国家食品药品监督管理局局长
中国药品监督管理研究会创会会长

2022 年 7 月 28 日于北京

编写说明

2017 年 6 月中国国家药监部门加入 ICH，开始加快接受并实施 ICH 相关技术指导原则的步伐。ICH E2 系列指导原则的全面实施，将推动我国制药企业及医疗机构对药物研发、审批与上市后阶段药物安全和药物风险管理（PV）的认识和关注，也使得理解并建立 PV 体系、培养 PV 人才的迫切性和必要性日渐凸显。2019 年新修订《药品管理法》也为药物警戒和药品风险监测提供了法律支撑。药品使用风险管理是一项非常艰辛的工作，药物风险管理评价，用于高风险药物识别、风险来源判断和风险干预，是患者用药安全的根本保障。

作为一名几十年工作在一线临床服务的老药师，一直希望在上市药品准入、临床用药风险管控上编写一套管理工具式的实用丛书，以分析及寻找用药发生危险的根本原因，并制定相应的解决问题的措施，能从根本上解决药品使用管理中的突发问题，既可减少医师、药师、护师的个人差错，更能寻找临床治疗冰山之下的风险因素，使同样的问题不再发生，将处于萌芽状态的风险苗头从根源处消灭。

《药品使用风险管理实用手册》系列丛书的出版，为我国临床医师、药师和护师提供了一部临床实用且可操作的指导用书，详细说明了药品在医疗机构使用过程中各环节存在的风险和风险因素并提出相应的管理措施；立意独特创新，编写过程始终坚持人民健康至上；依照现行有关法规编写，基于循证证据、运用质量高、时效性强的文献，保障内容的权威性；根据各类别药品特性编写内容及表现形式，重点提示有风险点的环节；包括更多临床用量大、覆盖率高的药物。

药品使用风险管理是一个新学科，是药物警戒的重要组成部分，是公众用药安全的重要保障，是我国药品科学监管领域的重要课题；药品使用风险管理不是简单的用药指南，也不同于以往的不良反应监测或合理用药的概念，而是涵盖了药品的研究、生产、流通、使用的全部过程，是各阶段互相结合的、宏观的、系统的认知；因此，丛书在新时代编写的意义重大，为保障公众用药的安全，减少伤害，降低医患风险提供强大的专业支撑。丛书设计合理，组织严密，在国家卫健委、国家药监局的指导下，在众多医院药学先锋的探索下，借鉴国际药品风险管理安全目标与实践经验，强化信息技术监管和质量环 (PDCA)、品管圈、模式分析、根本原因分析等多种管理学习与应用，医、药、护人员的风险管理能力会逐步提升，全国医院临床药学的整体管理水平也会更上一层楼。

希望未来，我国在药品风险管理体系建设方面再接再厉，逐步提升中国药师价值，也进一步优化药师队伍，持续强化上市后药品风险管理培训，双轮驱动，相辅相成，定能帮助患者及医务人员营造一个更安全的医疗环境。

胡　欣

2022 年 8 月 1 日于北京

前言

  恶性肿瘤是威胁人类健康的主要疾病，是全球第二大死因。在我国，人口基数大，癌症患者众多，肿瘤治疗规范性一直是国家卫生健康建设的关注重点。2020 年底颁布的《抗肿瘤药物临床应用管理办法（试行）》以及 2021 年 6 月颁布的《抗肿瘤药物临床合理应用管理指标（2021 年版）》，表明我国卫生行政部门持续推进抗肿瘤药物使用规范化管理的决心。

  免疫检查点抑制剂（immune checkpoint inhibitors，ICIs）是 21 世纪肿瘤治疗领域最重要的突破性进展之一。截至 2021 年 7 月 31 日，国内上市 8 个 ICIs 药品，其中 2 个 PD-L1 药品，6 个 PD-1 药品。随着 ICIs 在临床的广泛应用，这类药物在医疗机构内的管理、应用及不良反应的鉴别诊断及处置存在的风险隐患也越来越受到临床关注，这些用药风险不但影响疗效，还严重威胁患者生命安全。因此建立 ICIs 风险管理手册，为广大医务工作者合理使用

ICIs 提供参考势在必行。

目前国内上市的免疫检查点抑制剂全部为单克隆抗体药物，与传统化学药物相比，抗体药物具有特异性高、毒性低及半衰期长等优势。但也存在诸多问题，如抗体药物自身工艺特点存在的免疫原性、效用功能参差不齐、内化速度低、药物载荷低等问题，均是其在临床应用中易引发机体免疫反应、过敏、脱靶、不稳定增毒及靶点单一易受肿瘤突变影响疗效等常见问题的因素。目前，免疫检查点抑制剂临床应用领域有指南、共识等相关标准发布，但内容多局限在临床应用范围，对使用中的药学服务内容，如配置、储存、患者用药教育等相对分散与不足，存在使用风险。本书借助肿瘤专科临床药学服务团队自身专业优势，联合相关领域国内外专家，对现有 ICIs 药物在临床应用中的采购、储存、配置及特殊患者用药、注意事项、药物相互作用、药学毒性监护等风险环节管理进行说明，以更加规范化、高效率地推动 ICIs 类抗肿瘤药物在临床的合理使用。

编　者

2022 年 9 月

目录

第五章

免疫相关性不良反应管理

第六章

用药教育

第一章

产品概述

第一节　国内已上市药品信息

　　国内已有 8 个 PD-1/PD-L1 抑制剂上市，其中进口药品 4 个，国产药品 4 个。已上市药品均属于大分子单抗类生物制品，剂型为注射剂，通过静脉滴注给药。

第二节　药物作用机制与活性成分

一、作用机制

　　PD-1（程序性死亡受体 -1）也称为 CD279（分化簇 279），是一种重要的免疫抑制分子。通过向下调节免疫系统对人体细胞的反应，以及通过抑制 T 细胞炎症活动来调节免疫系统并促进自身耐受。PD-L1（程序性死亡蛋白配体 -1）是 PD-1 的配体。PD-1/PD-L1 信号通路在肿瘤免疫逃逸过程中具有重要作用。PD-1/PD-L1 免疫治疗法是一项新型抗癌疗法，通过 PD-1/PD-L1 抑制剂阻断 PD-1/PD-L1 通路治疗肿瘤，激活人体自身的免疫系统攻击肿瘤细胞。目前多种肿瘤细胞表面均能检测到 PD-L1 的持续表达，

表 1-1 PD-1/PD-L1 国内上市信息

作用靶点	通用名	商品名	持有人	上市时间	活性成分	批准文号	药品本位码	规格
PD-L1	度伐利尤单抗注射液	英飞凡	阿斯利康	2019年12月	度伐利尤单抗	S20190038	86978241001417	500mg/10ml
						S20190039	86978241001424	120mg/2.4ml
	阿替利珠单抗注射液	泰圣奇	罗氏	2020年2月	阿替利珠单抗	S20200004	86982435000025	1200mg/20ml
PD-1	纳武利尤单抗注射液	欧狄沃	百时美施贵宝	2018年6月	纳武利尤单抗	S20180014	86979518000218	40mg/4ml
						S20180015	86979518000201	100mg/10ml
	帕博利珠单抗注射液	可瑞达	默沙东	2018年7月	帕博利珠单抗	S20180019	86982352000030	100mg/4ml
	特瑞普利单抗注射液	拓益	君实生物	2018年12月	特瑞普利单抗	国药准字S20180015	86981823000012	240mg/6ml
						国药准字S20191003	86981823000029	80mg/2ml
	信迪利单抗注射液	达伯舒	信达生物	2018年12月	信迪利单抗	国药准字S20202002	86981823000036	100mg/2.5ml
	注射用卡瑞利珠单抗	艾瑞卡	盛迪亚生物	2019年5月	卡瑞利珠单抗	国药准字S20180016	86981451000019	100mg/10ml
						国药准字S20190027	86981825000010	200mg
	替雷利珠单抗注射液	百泽安	百济神州	2019年12月	替雷利珠单抗	国药准字S20190045	86982097000012	100mg/10ml

表 1-2 国内获批癌种（数据来源截止时间为 2021 年 7 月 31 日）

	度伐利尤单抗	阿替利珠单抗	纳武利尤单抗	帕博利珠单抗	特瑞普利单抗	信迪利单抗	卡瑞利珠单抗	替雷利珠单抗
黑色素瘤				二线	二线			
肺癌	Ⅲ期 NSCLC; ES-SCLC 一线	ES-SCLC 一线; NSCLC 一线	NSCLC 二线	NSCLC 一线		NSCLC 一线	NSCLC 一线	NSCLC 一线
食管癌			腺癌二线 鳞癌二线	鳞癌二线			鳞癌二线	
头颈癌				鳞癌一线				
经典霍奇金淋巴瘤						三线	三线	三线
尿路上皮癌		一线			二线			
肝细胞癌						二线	二线	二线
鼻咽癌				一线	三线		一线 二线	二线
结直肠癌								

相关癌种的临床研究也在不断推进。

二、药品活性成分

目前上市的免疫检查点抑制剂全部属于单克隆抗体类药物。抗体药物具有特异性、多样性及制备定向性等特点。特异性主要体现在能特异性结合相关抗原、选择性杀伤肿瘤靶细胞、在动物体内靶向性分布、对特定肿瘤疗效更佳、临床疗效确切；多样性表现为靶抗原多样性、抗体结构及活性多样性、免疫偶联物与融合蛋白多样性；此外，抗体药物的一个重要特点是可根据需要制备具有不同治疗作用的抗体。IgG 抗体有 4 种亚型：IgG1、IgG2、IgG3、IgG4，尽管二硫键的位置和数目不同，但 4 种亚型抗体的空间结构很相似。IgG1 在血浆中含量最多，也是重组抗体药物应用最多的亚型。IgG3 的 FcRn 亲和力弱，半衰期只有 9 天，考虑到药代动力学需要更频繁的给药，很少选择用来开发抗体药物。近年来随着新适应证的拓展、新作用机制抗体药物的发现，IgG2、IgG4 亚型的应用逐渐增多。

度伐利尤单抗：人源性 IgG1 单克隆抗体。

阿替利珠单抗：一种针对程序性死亡配体 1（PD-L1）的人源化免疫球蛋白 G1（IgG1）单克隆抗体。

纳武利尤单抗：一种针对程序性死亡 1（PD-1）

受体的人源化单克隆抗体（IgG4 亚型）

表 1-3　IgG 四种亚型对比

抗体亚型	IgG1	IgG2	IgG3	IgG4
血浆中含量（%）	60~70	20~30	5~8	1~4
FcRn 亲和力	强	强	弱	强
血浆半衰期（天）	21	21	9	21
FcγR 亲和力	强	弱	强	弱
ADCC 活性	强	弱	强	弱
C1q 亲和力	强	弱	强	无
CDC 活性	强	弱	强	无
铰链区灵活性	强	最弱	最强	弱
生理作用	蛋白 / 病毒	细菌感染	蛋白 / 病毒	寄生虫

帕博利珠单抗：人源化的 IgG4 型单克隆抗 PD-1 抗体。

特瑞普利单抗：人源化的 IgG4 型单克隆抗 PD-1 抗体。

信迪利单抗：人源化 IgG4 型 PD-1 单克隆抗体。

卡瑞利珠单抗：人源化的 IgG4 型单克隆抗 PD-1 抗体。

替雷利珠单抗：人源化的 IgG4 型单克隆抗 PD-1 抗体。

三、辅料

根据药品说明书中的禁忌项显示，对辅料过敏患者，禁止使用。因此，建议临床使用 PD-1/PD-L1 时关注不同品种辅料的差异，以保障患者用药安全性。

表 1-4　药品辅料表

药品	辅料
度伐利尤单抗	L- 组氨酸、L- 组氨酸盐酸盐一水合物、α,α- 海藻糖二水合物、聚山梨酯 80、注射用水
阿替利珠单抗	L- 组氨酸、冰醋酸、蔗糖、聚山梨酯 20 和注射用水
纳武利尤单抗	枸橼酸钠二水合物、氯化钠、甘露醇、喷替酸、聚山梨酯 80、盐酸、氢氧化钠、注射用水
帕博利珠单抗	L- 组氨酸、蔗糖、聚山梨酯 80、注射用水
特瑞普利单抗	一水合枸橼酸、二水合枸橼酸钠、氯化钠、甘露醇、聚山梨酯 80
信迪利单抗	甘露醇、组氨酸、枸橼酸钠（二水）、氯化钠、依地酸二钠、聚山梨酯 80、枸橼酸（一水）、注射用水
卡瑞利珠单抗	α,α- 二水合海藻糖、聚山梨酯 20、冰醋酸、氢氧化钠、注射用水
替雷利珠单抗	柠檬酸钠二水合物、柠檬酸一水合物、L- 组氨酸盐酸盐一水合物、L- 组氨酸、海藻糖二水合物、聚山梨酯 20、注射用水

第三节　常见的风险点管理

1. 贮存与运输　PD-1/PD-L1 抑制剂为大分子单抗类生物制剂，须 2~8℃保存，避免冷冻。运输需进行冷链管理。

2. 处方权限　根据《抗肿瘤药物临床应用管理办法》要求，对限制管理级别的 PD-1/PD-L1 抑制剂，应对处方医师给予相应限制管理；对于超说明书使用的 PD-1/PD-L1 抑制剂应当仅限于三级医院授权的具有高级专业技术职称的医师。

3. 适应证　参照国家药品监督管理局（National Medical Products Administration，NMPA）批准说明书版本；根据《新型抗肿瘤药物临床应用指导原则》（2020 年版）特殊情况下药物合理使用的规定，为满足对超说明书临床使用管理的需求，同时列出 FDA 批准适应证。

4. 禁忌证　对该类产品及其辅料过敏者禁用。

5. 特殊患者使用管理　儿童，老年，妊娠期，肝肾功能不全等人群的使用。

6. 用法用量　参照各药国内批准说明书；并同时列出 FDA 批准剂量，以满足对超说明书临床使用管理的需求。

7. 配置 该类产品均未添加防腐剂和抑菌成分，均需无菌配置，输液均需通过无菌，无热原，低蛋白结合的过滤器进行输注。

8. 输注 于室温条件输注药液，输注速度不宜过快，输注时间各不相同。

9. 药物相互作用 全身性皮质类固醇或免疫抑制剂可能会影响该类药物的药效学活性及疗效。

10. 不良反应 免疫治疗的不良反应与其他类型的癌症治疗不同，可以影响一个或多个不同的器官系统。因此，应在启动免疫治疗前及每次治疗前后进行相关实验室检查及体格检查，以评估与监测患者相关器官功能，早期发现。大多数免疫相关性毒性，通过早期发现并治疗可以得到有效管理。

11. 患者用药教育 该类药物的不良反应可在该药治疗期间或治疗停止后的任何时间发生，应告知患者持续自我监测。

2

第二章
药品遴选、采购与储存环节风险管理

第一节　药品遴选环节风险管理

参照《药品经营质量管理规范》《药品流通监督管理办法》等做好药品遴选工作。遴选应在药事管理与药物治疗学委员会框架下实行集体决策与利益回避。遵循以下遴选原则：

临床必需：优先国内外指南一线推荐药品。

安全有效：不良反应相对较小，并且质量稳定的品种。具有三期临床试验的产品或临床试验纳入样本量较大的产品可获得优先推荐。

价格合理：在临床必需、安全有效的前提下，根据单价及整个疗程费用，价格比较适宜的品种。

使用方便：具有合适的剂型和适宜的包装，方便使用、运输和储藏的品种。

择优遴选：结合医院诊疗特色的用药需求，综合评价药品的有效性、安全性、经济性、适宜性、创新性及可获得性，优于同类药品的品种。

必须是国家药品标准收载或国家药品监督管理部门批准正式生产的新药或批准进口的品种。

优先选择国家集采和国谈医保目录内的药品。

优先选择国家基本药物。

国内外上市的部分 PD-1/PD-L1 抑制剂采用"附

表2-1 国内通过"附条件批准"上市的 PD-1/PD-L1 药品

药品	特瑞普利单抗	信迪利单抗	卡瑞丽珠单抗	替雷利珠单抗
作用机制	人源化抗 PD-1 单克隆抗体	重组全人源 IgG4 型抗 PD-1 单克隆抗体	人源化抗 PD-1 单克隆抗体	人源化 IgG4 抗 PD-1 单克隆抗体
适应证	既往接受全身系统治疗失败的不可切除或转移性黑色素瘤的治疗	至少经过二线系统化疗的复发或难治性经典型霍奇金淋巴瘤	至少经过二线系统化疗的复发或难治性经典型霍奇金淋巴瘤	至少经过二线系统化疗的复发或难治性经典型霍奇金淋巴瘤
研究设计	多中心、单臂、开放的Ⅱ期临床研究	多中心、单臂、开放的Ⅱ期临床研究	多中心、单臂、开放的Ⅱ期临床研究	多中心、单臂、开放的Ⅱ期临床研究
关键临床研究结果	样本量：127 例（FAS） ORR（IRC）：17.3% DCR：57.5% 12m 的 PFS：29.9% 12m 的 OS：69.3%	样本量：75 例（FAS） ORR（IRC）：78.7% DCR：94.7% 12m 的 PFS（IWG2007）：62.7%	样本量：66 例（FAS） ORR（IRC）：77.3% DCR：97% 12m 的 PFS （Lugano2014）：68.1%	样本量：65 例（FAS） ORR（IRC）：76.9% DCR：90.8% 12m 的 PFS （Lugano2014）：71.6%
获批时间	2018 年 12 月	2018 年 12 月	2019 年 5 月 29 日	2019 年 12 月 27 日

条件批准"的方式获得快速上市。因此，建议筛选该类药品时应参考药品上市临床试验的试验设计与入组病例数，优选随机、对照研究及入组样本量较大的药品；对于附条件批准上市药品，优选已完成Ⅲ期临床验证性试验的药品。

第二节　采购入库环节风险管理

一、常规采购

根据《药品经营质量管理规范》《药品流通监督管理办法》采购环节风险管理措施见下表。

表 2-2　采购入库环节风险管控措施

风险点	风险点描述	风险管控措施
采购	购进渠道	1.索取、查验、保存供货企业有关证件，确定供货单位的合法资格，所购入药品的合法性 2.核实供货单位销售人员的合法资格 3.与供货单位签订质量保证协议 4.真实完整的药品购进记录。药品购进记录必须注明药品的通用名称、生产厂商、剂型、规格、批号、生产日期、有效期、批准文号、供货单位、数量、价格、购进日期

风险点	风险点描述	风险管控措施
入库	入库差错	1. 收货人员应当核实运输方式是否符合冷链运输要求；药品到货时对其运输方式及运输过程的温度记录、运输时间等质量控制状况进行重点检查并记录 2. 核对药品，做到票、账、货相符 3. 验收药品应当按照药品批号查验同批号的检验报告书。检验报告书应当加盖其质量管理专用章原印章 4. 验收药品应当做好验收记录，包括药品的通用名称、剂型、规格、批准文号、批号、生产日期、有效期、生产厂商、供货单位、到货数量、到货日期、验收合格数量、验收结果等内容。验收人员应当在验收记录上签署姓名和验收日期

二、药品临时采购

对于有临床需求，但药库未配备的 PD-1/PD-L1 抑制剂，根据临床需求启动临时采购途径，临时采购必须严格遵循审批手续，并定期通报。临时采购药品数量是一个患者一次疗程的用量，再次使用时需再次申请。申请人应保证该药品在有效期内使用完毕。

三、厂家与规格

表 2-3 PD-1/PD-L1 药品生产厂家与规格

通用名	商品名	规格	生产厂家	性状
PD-1				
纳武利尤单抗注射液	欧狄沃	40mg/4ml 100mg/10ml	Bristol-Myers Squibb Holdings Pharma, Ltd. Liability Company	澄清至乳光，无色至淡黄色液体，可能存在少量（极少）颗粒
帕博利珠单抗注射液	可瑞达	100mg/4ml	MSD Ireland（Carlow）	液体，基本不含可见颗粒
特瑞普利单抗注射液	拓益	240mg/6ml 80mg/2ml 100mg/2.5ml	苏州众合生物医药科技有限公司	无色或淡黄色澄明液体，可带轻微乳光
信迪利单抗注射液	达伯舒	100mg/10ml	信达生物制药（苏州）有限公司	澄明至微乳光，无色至淡黄色液体，无异物
注射用卡瑞利珠单抗	艾瑞卡	200mg	注射用卡瑞利珠单抗	白色至类白色粉末或块状物
替雷利珠单抗注射液	百泽安	100mg/10ml	勃林格殷格翰生物药业（中国）有限公司	澄清至可带轻微乳光，无色至淡黄色液体
PD-L1				
度伐利尤单抗注射液	英飞凡	500mg/10ml 120mg/2.4ml	Catalent Indiana, LLC	澄明至微乳光，无色至淡黄色的溶液

通用名	商品名	规格	生产厂家	性状
阿替利珠单抗注射液	泰圣奇	1200mg/20ml	Roche Diagnostics GmbH	无色至微黄色溶液，不含防腐剂

第三节　贮存环节风险管理

一、保存条件

国内已上市的该类药品，均要求冷藏保存在2-8℃，应避免冷冻与振荡，贮存不当会引起药品效价降低及失效。贮存环节的风险管控多发生于运输及库存管理环节，应注意其冷链管理中的温度监控及搬运方式（禁止倒放）。

表2-4　贮存风险管控措施

风险点	风险点描述	风险管控措施
贮存	贮存不当	将药瓶于2~8℃的冷藏环境下保存在原包装中，避光、避免冷冻、避免振荡

根据《药品经营质量管理规范实施细则》，该类药物的有效期为18~36个月，需要合理分配药物，确保药物的储存、养护质量，防止药品失效。

表 2-5　有效期风险管控措施

风险点	风险点描述	风险管控措施
有效期	药品失效	药品储存时，应有效期标志。对近效期药品，应按月填报效期报表

二、有效期

临床科室备用该类药品数量根据实际临床使用需求而定，应严格按照药品说明书规定的储存条件存储，定期检查确保药品在规定的效期内使用。具有集中配置条件的医疗机构可根据具体情况由静脉用药配置中心集中配置或生物安全柜内配置。

表 2-6　药品保存条件与效期

药品	温度	光照	环境	振荡	未开封	开封后	配置后溶液
帕博利珠单抗	2~8℃，不可冷冻	避光	保存在原包装中	避免振荡	24 个月		稀释溶液如不能立即使用，在 2~8℃条件下，理化稳定性为 24 小时。该 24 小时包括室温下（25℃或以下）最长保存 6 小时
纳武利尤单抗			-	-	36 个月	按照微生物学观点，药品一旦开封应立即进行输注或释稀注	按照微生物学观点应立即使用。如一天内立即使用。2~8℃避光可保存 24 小时，20~25℃室内光照下最多保存 8 小时（8 小时包括给药时间）
特瑞普利单抗			-	-	24 个月	-	-
信迪利单抗			保存在原包装中	避免振荡	24 个月		-

续表

药品	温度	光照	环境	振荡	未开封	开封后	配置后溶液
卡瑞利珠单抗	-		-	-	24 个月	-	-
替雷利珠单抗	-		-	-	18 个月	-	-
度伐利尤单抗			-	避免振荡	36 个月	-	稀释后的溶液应立即使用。如未立即使用，可在 2-8℃储存最多 24 小时，或在室温（≤ 25℃）储存最多 8 小时
阿替利珠单抗			-	勿振摇	36 个月［超出包装上有效期（EXP）不得使用］	-	稀释后的溶液应立即使用。如未立即使用，可在 2-8℃储存最多 24 小时，或在室温（≤ 25℃）储存最多 8 小时

3

第三章

临床使用

第一节　处方管理

一、处方权限管理

纳入限制管理级别的 PD-1 与 PD-L1 抑制剂应根据《抗肿瘤药物临床应用管理办法》要求，由相应级别临床医师开具处方。

二、适应证

1. 风险管控点：超适应证用药。

2. 风险管控措施：①确保说明书时效性：抗肿瘤药物临床应用须遵循药品说明书，不能随意超适应证使用，特别是有条件快速批准上市的药品，更应当保证药品说明书的时效性。②严格管理药品使用：在尚无更好治疗手段等特殊情况下，医疗机构应对药品说明书中未明确、但具有循证医学证据的药品用法进行严格管理；特殊情况下抗肿瘤药物的使用应当仅限于三级医院授权的具有高级专业技术职称的医师，充分遵循患者知情同意原则。

3. 管理依据：《新型抗肿瘤药物临床应用指导原则（2020 年版）》。

表 3-1　药品适应证（资料来源截至 2021 年 7 月 31 号）

NMPA 批准适应证	FDA 批准适应证
度伐利尤单抗	
1. 用于不能切除的 Ⅲ 期非小细胞肺癌（NSCLC）患者，其疾病在铂类化疗和放射化疗同时进行后没有进展 2. 联合依托泊苷和卡铂或顺铂，作为广泛期小细胞肺癌（ES-SCLC）成人患者的一线治疗	1. 用于不能切除的 Ⅲ 期非小细胞肺癌（NSCLC）患者，其疾病在铂类化疗和放射化疗同时进行后没有进展 2. 联合依托泊苷和卡铂或顺铂，作为广泛期小细胞肺癌（ES-SCLC）成人患者的一线治疗
阿替利珠单抗	
1. 与卡铂和依托泊苷联合用于广泛期小细胞肺癌（ES-SCLC）患者的一线治疗 2. 联合贝伐珠单抗治疗既往未接受过全身系统性治疗的不可切除肝细胞癌患者 3. 联合培美曲塞和铂类化疗用于转移性非鳞状非小细胞肺癌（NSCLC）患者的一线治疗	1. 与卡铂和依托泊苷联合用于广泛期小细胞肺癌（ES-SCLC）患者的一线治疗 2. 联合贝伐珠单抗治疗既往未接受过全身系统性治疗的不可切除肝细胞癌患者 3. 用于转移性尿路上皮癌患者或不适合含顺铂的化疗方案并伴有 PD-L1 表达的局部晚期尿路上皮癌患者；或不适合任何含铂化疗方案（不论其是否伴 PD-L1 表达）；或者在含铂化疗期间或之后出现进展；或在含铂类药化疗的新辅助治疗或辅助治疗的 12 个月内疾病进展的局部晚期或转移性尿路上皮癌患者 4. 用于在接受含铂药化疗期间或之后出现进展的转移性非小细胞性肺癌患者；伴 ALK 或 EGFR 基因表达的患者应在接受 FDA 推荐的针对以上基因突变患者的治疗方案且出现了疾病进展后才可以接受阿替利珠单抗

肿瘤免疫治疗用药 PD-1/PD-L1 风险管理手册

NMPA 批准适应证	FDA 批准适应证
	5. 联合考比替尼和维莫非尼治疗 BRAF V600 突变阳性的不可切除或转移性黑色素瘤患者

纳武利尤单抗	
1. 单药适用于治疗表皮生长因子受体（EGFR）基因突变阴性和间变性淋巴瘤激酶（ALK）阴性、既往接受过含铂方案化疗后疾病进展或不可耐受的局部晚期或转移性非小细胞肺癌（NSCLC）成人患者 2. 单药适用于治疗接受含铂类方案治疗期间或之后出现疾病进展且肿瘤 PD-L1 表达阳性（定义为表达 PD-L1 的肿瘤细胞 ≥ 1%）的复发性或转移性头颈部鳞状细胞癌（SCCHN）患者 3. 既往接受过两种或两种以上全身性治疗方案的晚期或复发性胃或胃食管连接部腺癌	1. 单药适用于治疗表皮生长因子受体（EGFR）基因突变阴性和间变性淋巴瘤激酶（ALK）阴性、既往接受过含铂方案化疗后疾病进展或不可耐受的局部晚期或转移性非小细胞肺癌（NSCLC）成人患者 2. 单药适用于治疗接受含铂类方案治疗期间或之后出现疾病进展且肿瘤 PD-L1 表达阳性（定义为表达 PD-L1 的肿瘤细胞 ≥ 1%）的复发性或转移性头颈部鳞状细胞癌（SCCHN）患者 3. 既往接受过两种或两种以上全身性治疗方案的晚期或复发性胃或胃食管连接部腺癌 4. 局部晚期或转移性尿路上皮癌患者 5. 作为单药治疗或联合伊匹单抗治疗无法切除或已转移的黑色素瘤 6. 联合伊匹单抗作为一线治疗无法切除的恶性胸膜间皮瘤成人患者 7. 中晚期或低风险肾细胞癌患者，联合伊匹单抗作为一线治疗联合卡博替尼一线治疗晚期肾细胞癌患者 8. 曾接受过抗血管生成治疗的晚期肾细胞癌患者

NMPA 批准适应证	FDA 批准适应证
	9. 治疗成人顽固性经典霍奇金淋巴瘤患者：既往接受过自体干细胞移植和色瑞替尼治疗或既往接受 3 次或以上全身化疗治疗（包括自体干细胞移植）后复发的患者
	10.MSI-H 或 dMMR 的转移性结直肠癌成人及 12 岁以上儿童患者，在接受含氟尿嘧啶、奥沙利铂和伊立替康的治疗后进展，可选择该药作为单药治疗或选择与伊匹单抗联合治疗。
	11. 可作为单药或与伊匹单抗联合用于前期接受过索拉非尼治疗的肝细胞癌患者
	12. 既往经氟嘧啶和铂类化疗后无法切除的晚期、复发或转移性食管鳞状细胞癌患者
	13. 联合含氟嘧啶和铂化疗治疗晚期或转移性胃癌、胃食管交界癌、食管腺癌的患者（该适应证是在基于总体反应率和反应时间的加速审批下批准的）

帕博利珠单抗

NMPA 批准适应证	FDA 批准适应证
1. 适用于经一线治疗失败的不可切除或转移性黑色素瘤的治疗	1. 适用于经一线治疗失败的不可切除或转移性黑色素瘤的治疗
2. 联合培美曲塞和铂类化疗适用于 EGFR/ALK 基因突变阴性的转移性非鳞状非小细胞肺癌的一线治疗	2. 联合培美曲塞和铂类化疗适用于 EGFR/ALK 基因突变阴性的转移性非鳞状非小细胞肺癌的一线治疗
3. 适用于由国家药品监督管理局批准的检测评估为 PD-L1 表达阳性（TPS ≥ 1%）	3. 联合卡铂和紫杉醇适用于转移性鳞状非小细胞肺癌的一线治疗
	4. 作为单药疗法，适用于治疗先前系统疗法治疗失败、肿瘤表达

NMPA 批准适应证	FDA 批准适应证
且 EGFR/ALK 基因突变阴性的局部晚期或转移性非小细胞肺癌一线单药治疗 4. 联合卡铂和紫杉醇适用于转移性鳞状非小细胞肺癌的一线治疗 5. 作为单药疗法，适用于治疗先前系统疗法治疗失败、肿瘤表达 PD-L1（CPS ≥ 10）的局部晚期或转移性食管鳞状细胞癌患者 6. 用于转移性或不可切除的复发性头颈部鳞状细胞癌（HNSCC）患者的一线治疗 7. 用于不可切除的或转移性 MSI-H 或 dMMR 的结直肠癌的一线治疗	PD-L1（CPS ≥ 10）的局部晚期或转移性食管鳞状细胞癌患者 5. 用于铂类化疗和至少一个其他治疗后进展的转移性小细胞肺癌患者 6. 三阴性（局部复发不可切除或转移性）：治疗局部复发不可切除或转移性三阴性乳腺癌（联合化疗），肿瘤表达 PD-L1（联合阳性评分 CPS ≥ 10），由批准的试验确定 7. 治疗复发或转移性宫颈癌患者的肿瘤表达 PD-L1（CPS ≥ 1），由批准的试验确定，并在化疗时或化疗后疾病进展 8. 治疗复发或转移性皮肤鳞状细胞癌不能通过手术或放疗治愈 9. 治疗非高微卫星不稳定性（MSI-H）或错配修复缺陷（dMMR）的晚期子宫内膜癌（联合仑伐替尼），患者既往系统治疗后疾病进展，不适合治疗性手术或放疗 10. 治疗局部晚期或转移性食管或胃食管交界（GEJ）癌（肿瘤生发中心距 GEJ 上方 1~5 厘米的肿瘤），不能接受手术切除或最终放疗（联合铂和氟嘧啶化疗） 11. 作为单药治疗，用于接受一线及多线全身化疗后的食管鳞状细胞癌（PD-L1 CPS ≥ 10）患者，经 FDA 批准的临床试验确定 12. 治疗的局部晚期或转移性胃癌复发胃食管交界处腺癌患者肿瘤中表达 PD-L1（CPS ≥ 1），

NMPA 批准适应证	FDA 批准适应证
	确定与疾病进展之前或之后的两个或两个以上的治疗含氟尿嘧啶和铂类的化疗（如果靶点匹配，可联合 HER2 / neu- 靶向治疗） 13. 转移性或不可切除的复发性头颈部鳞状细胞癌（HNSCC）的一线治疗（联合铂类和氟尿嘧啶） 14. 对于肿瘤表达 PD-L1（CPS ≥ 1）的转移性或不可切除的复发性头颈部鳞状细胞癌（HNSCC）的一线、单药治疗 15. 含铂化疗后病情进展的复发或转移性头颈部鳞状细胞癌的单药治疗 16. 曾接受索拉非尼治疗的肝细胞癌患者的治疗 17. 治疗成人和儿童顽固性经典霍奇金淋巴瘤患者或既往接受 3 次或以上治疗后复发的患者 18. 治疗复发的局部晚期或转移的梅克尔细胞癌成人和儿童患者 19. 治疗无法切除或转移性、MSI-H 或 dMMR 实体肿瘤的成人和儿童患者，在之前的治疗后进展，没有令人满意的替代治疗方案（使用限制：MSI-H 中枢神经系统癌症儿童患者的安全性和有效性尚未确定） 20. 不可切除的或转移性 MSI-H 或 dMMR 的结直肠癌的一线治疗 21. 治疗成人和儿童难治性疾病或既往接受 2 次或以上治疗后复发的原发性纵隔大 B 细胞淋巴瘤（PMBCL）（不推荐用于需要紧急细胞减灭治疗的 PMBCL 患者的治疗）

肿瘤免疫治疗用药 PD-1/PD-L1
风险管理手册

NMPA 批准适应证	FDA 批准适应证
	22. 晚期肾细胞癌的一线治疗（联合阿西替尼）
	23. 治疗不可切除或转移性、肿瘤突变负担高的实体瘤（TMB-H）［≥ 10 mutation/ megabase（mut/ Mb）］，当前期治疗进展且没有令人满意的替代治疗选择时，可使用该药（使用限制：TMB-H 中枢神经系统癌症儿童患者的安全性和有效性尚未确定）
	24. 对 Bacillus Calmette-Guerin（BCG）无反应、高风险、非肌肉浸润性膀胱癌的原位癌伴或不伴乳头状肿瘤的患者如不符合或选择不接受膀胱切除术时的治疗
	25. 对不符合含顺铂化疗条件且肿瘤表达 PD-L1（CPS ≥ 10）的患者进行局部晚期或转移性尿路上皮癌的治疗，或对不符合含铂化疗条件（无论 PD-L1 状态如何）的患者进行治疗
	26. 在含铂化疗期间或之后，或在新辅助或含铂辅助化疗 12 个月内病情进展的局部晚期或转移性尿路上皮癌的治疗

特瑞普利单抗

NMPA 批准适应证	FDA 批准适应证
1. 既往接受全身系统治疗失败的不可切除或转移性黑色素瘤 2. 用于治疗既往接受过二线及以上系统治疗失败的复发 / 转移性鼻咽癌 3. 用于既往接受系统治疗失败或不可耐受的局部进展或转移性尿路上皮癌	

NMPA 批准适应证	FDA 批准适应证
信迪利单抗	
1. 至少经过二线系统化疗复发或难治性经典型霍奇金淋巴瘤 2. 联合培美曲塞和铂类化疗适用于表皮生长因子受体（EGFR）基因突变阴性和间变性淋巴瘤激酶（ALK）阴性不可手术切除的局部晚期或转移性非鳞状非小细胞肺癌的一线治疗 3. 联合吉西他滨和铂类化疗用于不可手术切除的局部晚期或转移性鳞状 NSCLC 的一线治疗 4. 联合贝伐珠单抗一线治疗不可切除或转移性肝细胞癌	
卡瑞利珠单抗	
1. 至少经过二线系统化疗复发或难治性经典型霍奇金淋巴瘤 2. 既往接受过索拉非尼治疗和（或）含奥沙利铂系统化疗的晚期肝细胞癌患者的治疗 3. 联合培美曲塞和卡铂一线治疗晚期或转移性非鳞癌非小细胞肺癌 4. 单药二线治疗晚期食管鳞癌 5. 既往接受过二线及以上化疗后疾病进展或不可耐受的晚期鼻咽癌患者的治疗 6. 联合顺铂和吉西他滨用于局部复发或转移性鼻咽癌患者的一线治疗	

续表

NMPA 批准适应证	FDA 批准适应证
替雷利珠单抗	
1. 至少经过二线系统化疗复发或难治性经典型霍奇金淋巴瘤 2. 适用于 PD-L1 高表达的含铂化疗失败包括新辅助或辅助化疗 12 个月内进展的局部晚期或转移性尿路上皮癌的治疗 3. 联合培美曲塞和铂类化疗用于晚期非鳞状非小细胞肺癌（NSCLC）的一线治疗 4. 单药用于治疗至少经过一种全身治疗的肝细胞癌	

三、患者选择

影响 PD-1/PD-L1 抑制剂疗效的因素包括 PD-L1 表达水平（TPS 或 CPS）、肿瘤突变负荷（TPS）、高微卫星不稳定性（MSI-H）等，即使是同一药物其不同癌种选择的生物标志指标也可能不同，其最终确定是根据临床研究数据分析在不断地变化与修订中。本手册的 8 个药品，说明书或指南中的患者选择建议项目见下表。

目前 PD-L1 检测关注的焦点是肿瘤细胞的 PD-L1 表达水平，其表达水平的高低会直接影响到免疫检查点抑制剂治疗效果。其评价标准包括：CPS、TPS、IPS 等。不同的癌种适应证，选择的评价标准有所不同，其中 TPS 和 CPS 评分最常用。TPS 评分，指的是肿瘤细胞阳性比例分数（Tumor Proportion Score, TPS）。TPS 是一个百分比，通常以 1%、50% 为分界线，其表达阳性的 cutoff 值判定为：TPS < 1%、TPS ≥ 1%~49%、TPS ≥ 50%。

表 3-2 患者选择项目

药品	癌肿	EGFR 突变	ALK 突变	PD-L1 表达
阿替利珠单抗	-	-	-	-
度伐利尤单抗	-	-	-	-
纳武利尤单抗	非小细胞肺癌 NSCLC	阴性	阴性	-
	头颈部鳞状细胞癌 SCCHN			定义为表达 PD-L1 的肿瘤细胞 ≥ 1%
帕博利珠单抗	非小细胞肺癌 NSCLC	阴性	阴性	PD-L1 TPS ≥ 1%
	食管鳞状细胞癌 ESCC			PD-L1 综合阳性评分（CPS）≥ 10
特瑞普利单抗	-	-	-	-
替雷利珠单抗	尿路上皮癌	-	-	选择 PD-L1 高表达的患者 *
信迪利单抗	-	-	-	-
卡瑞利珠单抗	-	-	-	-

*PD-L1 表达是通过免疫组化法进行测定，PD-L1 高表达定义为：如果肿瘤浸润免疫细胞数 > 1%，则定义为 ≥ 25% 的肿瘤细胞或 ≥ 25% 的免疫细胞存在 PD-L1 表达；如果肿瘤浸润免疫细胞数 ≤ 1%，则定义为 ≥ 25% 的肿瘤细胞或所有免疫细胞（100%）存在 PD-L1 表达

除了肿瘤细胞表达 PD-L1 之外，淋巴细胞、巨噬细胞等免疫细胞以及间质细胞也会有 PD-L1 表达，从而抑制免疫功能。为此引入另一个评价 PD-L1 表达水平的概念，这就是 CPS 指的是综合阳性评分（Combined Positive Score，CPS）。CPS 是一个数值，不是百分数。不同癌种，CPS 评分标准的界限值不同，批准免疫治疗用于不同癌种，是基于不同的 CPS 评分值，有的是以 CPS ≥ 1，有的是以 CPS ≥ 10，如 FDA 批准帕博丽珠单抗联合化疗治疗 PD-L1 表达阳性（联合阳性评分 CPS ≥ 10）的局部复发性不可切除或转移性三阴性乳腺癌。CPS 和 TPS 的主要不同点在于：一是否计算肿瘤区域阳性表达的免疫细胞数量，CPS 不局限于肿瘤细胞 PD-L1 表达，还包括相关免疫细胞 PD-L1 表达；二是 TPS 为百分比数值，CPS 是百分制数值。

IPS 评分仅将肿瘤相关的免疫细胞（淋巴细胞、巨噬细胞等）PD-L1 表达情况单独作为评价指标来区分获益人群。比如 Atezolizumab 获批用于尿路上皮癌和肺癌时用的就是 IPS 指标。IPS 也是一个百分比，但不局限于肿瘤组织细胞。

第二节 用法用量

一、推荐用药剂量

表3-3 常规剂量

NMPA 推荐剂量	FDA 推荐剂量	输注时间	最长使用
	阿替利珠单抗 *		
小细胞肺癌（诱导期和维持期）和肝细胞癌：1200mg，每 3 周 1 次	尿路上皮癌：单药 840mg 每 2 周 1 次，1200mg 每 3 周 1 次，或 1680mg 每 4 周 1 次 非小细胞肺癌：840mg 每 2 周 1 次，1200mg 每 3 周 1 次，或 1680mg 每 4 周 1 次 小细胞肺癌：840mg 每 2 周 1 次，1200mg 每 3 周 1 次，或 1680mg 每 4 周 1 次 肝细胞癌：840mg 每 2 周 1 次，1200mg 每 3 周 1 次，或 1680mg 每 4 周 1 次（与贝伐珠单抗联合使用时，贝伐珠单抗 15mg/kg 每 3 周 1 次）	首次不短于 60 分钟；如果耐受良好，则后续不短于 30 分钟	小细胞肺癌诱导期给药 4 个治疗周期

续表

NMPA 推荐剂量	FDA 推荐剂量 *	输注时间	最长使用
	阿替利珠单抗 *		
小细胞肺癌（诱导期和维持期）和肝细胞癌：每 3 周 1200mg，1 次	黑色素瘤：完成考比替尼和维莫非尼 28 天 1 周期后，给予阿替利珠单抗 840mg 每 2 周，1200mg 每 3 周，或 1680mg 每 4 周，其中考比替尼 60mg 口服每天 1 次（服用 21 天 / 休息 7 天）和维莫非尼 720mg 口服每天 2 次	首次不短于 60 分钟；如果耐受良好，则后续不短于 30 分钟	小细胞肺癌诱导期给药 4 个治疗周期
	度伐利尤单抗 *		
10mg/kg，每 2 周 1 次	非小细胞肺癌：≥ 30kg：10mg/kg，每 2 周 1 次或 1500mg 每 4 周 1 次 < 30kg：10mg/kg，每 2 周 1 次 小细胞肺癌：≥ 30kg：联合 EP 方案时，1500mg 每 3 周 1 次，之后单药 1500mg 每 4 周 1 次 < 30kg：联合 EP 方案时，20mg/kg 每 3 周 1 次，之后单药 10mg/kg，每 2 周 1 次	超过 60 分钟	不超过 12 个月

NMPA 推荐剂量	FDA 推荐剂量		输注时间	最长使用
	纳武利尤单抗 *			
非小细胞肺癌：3mg/kg，每 2 周 1 次 头颈部鳞状细胞癌：3mg/kg 或 240mg，每 2 周 1 次	不可切除或转移的黑色素瘤：240mg 每 2 周 1 次或 480mg 每 4 周 1 次；同一天 3mg/kg 伊匹单抗后使用 1mg/kg 该药，每 3 周 1 次，共四个周期，之后按纳武利尤单抗 240mg 每 2 周 1 次或 480mg 每 4 周 1 次	黑色素瘤的辅助治疗：240mg 每 2 周 1 次或 480mg 每 4 周 1 次；直至疾病复发或发生不可接受的毒性反应，或最长至 1 年时停药 转移性非小细胞肺癌：3mg/kg 每 2 周 1 次＋伊匹单抗 1mg/kg 每 6 周 1 次；360mg 每 3 周 1 次＋伊匹单抗 1mg/kg 每 6 周 1 次 含铂两药化疗 2 个周期 240mg 每 2 周 1 次或 480mg 每 4 周 1 次 恶性胸膜间皮瘤：360mg 每 3 周 1 次联合用伊匹单抗 1mg/kg 每 6 周 1 次 晚期肾细胞癌：同一天 3mg/kg 伊匹单抗后使用 1mg/kg 该药，每 3 周 1 次，共四个周期。之后按纳武利尤单抗 240mg 每 2 周 1 次或 480mg 每 4 周 1 次；240mg 每 2 周 1 次或 480mg 每 4 周 1 次，联合空腹使用卡博替尼 40mg 每日 1 次 经典霍奇金淋巴瘤，复发或转移的头颈部鳞状细胞癌，局部晚期或转移的尿路上皮癌，食管鳞状细胞癌：240mg 每 2 周 1 次或 480mg 每 4 周 1 次	持续 30 分钟	未描述

续表

NMPA 推荐剂量	FDA 推荐剂量	输注时间	最长使用
	纳武利尤单抗 *		
非小细胞肺癌：3mg/kg，每 2 周 1 次 头颈部鳞状细胞癌：3mg/kg 或 240mg，每 2 周 1 次	MSI-H 或 dMMR 的转移性结直肠癌：成人或儿童（≥ 40kg）：240mg 每 2 周 1 次或 480mg 每 4 周 1 次 儿童（< 40kg）：每 2 周 3mg/kg	持续 30 分钟	未描述
	帕博利珠单抗 *		
黑色素瘤：2mg/kg，每 3 周 1 次 非小细胞癌或食管癌：200mg 固定剂量，每 3 周 1 次	200mg 每 3 周 1 次，或 400mg 每 6 周 1 次 有部分适应证需按 2mg/kg 给药，最大量为 200mg	30 分钟以上	未描述
	特瑞普利单抗		
3mg/kg，每 2 周 1 次		首次至少 60 分钟，根据患者耐受，后续可缩短到 30 分钟	未描述

续表

NMPA 推荐剂量	FDA 推荐剂量	输注时间	最长使用
200 mg，每 3 周给药 1 次	替雷利珠单抗	第一次不短于 60 分钟；如果后续耐受良好，则后续不短于 30 分钟	未描述
200mg，每 3 周给药 1 次	信迪利单抗	30~60 分钟内	临床试验最长治疗时间为 24 个月
经典型霍奇金淋巴瘤：200mg，每 2 周 1 次；晚期肝细胞癌：3mg/kg，每 3 周 1 次	卡瑞利珠单抗	在 30~60 分钟内	未描述

* 传染性疾病流行期间可考虑选用给药时间间隔较长的用药方案，以减少医院间人员接触，预防感染

表 3-4　使用剂量风险管控措施

风险点	风险点描述	风险管控措施
用法用量	用法用量不适宜	医疗机构应当遵循药品临床应用指导原则、诊疗规范、临床诊疗指南和药品说明书等，合理使用抗肿瘤药物。在尚无更好治疗手段等特殊情况下，应当制订相应管理制度、技术规范，对药品说明书中未明确、但具有循证医学证据的药品用法进行严格管理

信息来源：抗肿瘤药物临床应用管理办法

二、剂量调整原则

根据个体患者的安全性和耐受性，可能需要暂停给药或永久停药，不建议增加或减少剂量。具体调整剂量，参见管理措施。

第三节　给药

一、药品的配置

药品为注射液形式的有：帕博利珠单抗、纳武利尤单抗、特瑞普利单抗、信迪利单抗、替雷利珠单抗、度伐利尤单抗、阿替利珠单抗；注射用粉针剂形式的有：卡瑞利珠单抗，粉末药品需要先复溶再配制稀释液。

配置注意事项：

- 请勿摇晃药瓶中浓缩液。
- 根据前面描述的性状肉眼检查药品或复溶后药液，如观察到可见颗粒物或颜色异常应弃用药物。
- 制备溶液是需无菌操作。特瑞普利单抗、卡瑞利珠单抗、替雷利珠单抗、阿替利珠单抗药品说明书中表明不含防腐剂，制备溶液时需要无菌操作。其他药品未明确表明。
- 稀释时不可与其他药品混合或稀释。
- 稀释后溶液轻轻翻转混匀后静脉输注。

表 3-5　药品配制说明

药品	稀释操作	从冰箱中取出至制备溶液前	稀释液存放
度伐利尤单抗	从本品药瓶中抽取所需体积，转移至含有 0.9% 氯化钠注射液或 5% 葡萄糖注射液的静脉输液袋中。通过轻轻翻转混合稀释溶液。不得摇动溶液。稀释溶液的最终浓度应为 1~15mg/ml		制备后应立即给予输液。如不能立即给予输液，并且需要贮藏，则从药瓶刺穿开始给药的总时间不应超过：2~8℃冰箱中 24 小时；室温 25℃下 4 小时

药品	稀释操作	从冰箱中取出至制备溶液前	稀释液存放
阿替利珠单抗	从药瓶中抽出所需体积的本品浓缩液,并使用 0.9% 氯化钠溶液稀释到需要的给药体积。只能使用 0.9% 氯化钠注射液进行稀释		
纳武利尤单抗	可采用 10mg/ml 溶液直接输注或者采用注射用氯化钠溶液(9mg/ml,0.9%)或注射用葡萄糖溶液(50mg/ml,5%)稀释,浓度可低至 1mg/ml		
帕博利珠单抗	抽取所需体积最多 4ml(100mg)浓缩液,转移到含有 9mg/ml(0.9%)氯化钠或 50mg/ml(5%)葡萄糖的静脉输液袋中,制备最终浓度范围为 1~10mg/ml 的稀释液。每个小瓶过量灌装 0.25ml(每个小瓶的总内容物为 4.25ml),以确保能回收 4ml 浓缩液	稀释前,药瓶可从冰箱取出(温度在 25℃或以下)最长放置 24 小时	从微生物学的角度,本品一经稀释必须立即使用。不得冷冻。稀释溶液如不能立即使用,在 2~8℃条件下,理化稳定性为 24 小时。该 24 小时包括室温下(25℃或以下)最长保存 6 小时

药品	稀释操作	从冰箱中取出至制备溶液前	稀释液存放
特瑞普利单抗	抽取所需要体积的药物缓慢注入100ml 0.9%氯化钠注射液的输液袋中，配制成终浓度为1~3mg/ml的稀释液		室温下：≤8小时（包括室温下贮存在输液袋的时间以及输液过程的持续时间） 2~8℃：≤24小时 不得冷冻保存
信迪利单抗	抽取2瓶本品注射液（200mg），转移到含有9mg/ml（0.9%）氯化钠溶液的静脉输液袋中，制备终浓度范围为1.5~5.0mg/ml		从微生物学的角度，本品一经稀释必须立即使用，不得冷冻 2~8℃避光：≤24小时 20~25℃室内光照下：≤6小时（包括给药时间） 总存放时间≤24小时
卡瑞利珠单抗	每瓶注射用卡瑞利珠单抗应采用5ml灭菌注射用水复溶，复溶时应避免直接将灭菌注射用水滴撒于药粉表面，而应将其沿瓶壁缓慢加入，并缓慢涡旋使其溶解，静置至泡沫消退，切勿剧烈震荡西林瓶 抽取5ml复溶后药液转移到含有100ml葡萄糖注射液（5%）或氯化钠注射液（0.9%）	本品从冰箱取出后应立即复溶和稀释	室温：≤6小时（包含输注时间） 冷藏（2~8℃）：≤24小时

续表

药品	稀释操作	从冰箱中取出至制备溶液前	稀释液存放
替雷利珠单抗	的输液袋中抽取两瓶本品注射液（共20ml，含本品200mg），转移到含有注射用氯化钠溶液（9mg/ml，0.9%）的静脉输液袋中，制备终浓度范围为1~5mg/ml	稀释前可在室温下（25℃及以下），最长放置2小时。建议从冰箱取出后立即进行溶液制备	建议立即使用。如不能立即使用，可保存≤24小时，该24小时包括冷藏条件下（2~8℃）储存不超过20小时，以及恢复至室温（25℃及以下）且完成输液不超过4小时

二、患者自备药品配置

患者病情急需医院内未配备该类药物，患者有自购或自备该类药物的，在符合临床用药指征的前提下，应由患者填写"自备药品使用知情同意书"，确认"医务人员难以仅凭肉眼观察判定患者自备药品真伪、质量是否合格。患者本人知晓在根据病情并按照用药操作技术规范合理使用自备药的情况下，仍有可能发生用药意外及并发症，甚至危及自身安全。使用自备药品出现的不良反应及药品相关意外情况，责任由患者本人自负。医院会秉承人道主义原则维护我的健康，执行用药操作规程，对出现不良反应及意外积极救治。患者本人能按照相关要求妥善保存药品"。

药物配制和使用前，由护士按常规要求和医嘱进行查对品名、生产厂家、规格、批号、效期及配伍禁忌等。不得给患者使用无医嘱的、未与患者签订使用自备药品责任的任何自备药品。不得保管和给患者使用药品标志不清晰、过期、变质的"自备药品"。无药品购买发票和药品说明书者、药品标签不清、过期药品、国产药品非国药准字进口药品未标明进口注册证号以及可疑、来路不明的药品，一律不得使用。

三、配伍禁忌

该类药品不得与其他医药产品混合，不应与其他医药产品经相同的静脉通道合并输注。

四、输液反应预防

- 该类药品均为静脉输注给药。不得采用静脉推注或单次快速静脉注射给药，输注时长30~60分钟。
- 输注时所采用的输液管必须配有一个无菌、无热原、低蛋白结合的输液管过滤器（孔径0.2μm）。帕博利珠单抗、度伐利尤单抗和阿替利珠单抗未在说明书中表明是否输注时采用过滤装置。

- 使用前将药瓶恢复至室温（25℃或以下）。
- 请勿使用同一输液管与其他药物同时给药。
- 每瓶药物仅供单次使用，药瓶中剩余的药物不可重复使用。

五、给药顺序

阿替利珠单抗与其他药品联合使用时，应同时参考联用药品的完整处方信息。如在同一天给药，本品应在其联用药品之前先行给药。其他药品未在说明书中描述。

与化疗联合使用的 PD-1/PD-L1 的给药顺序：建议根据批准适应证所开展的临床试验顺序给予。

六、药物过量

若出现该类药物过量，应密切监测患者是否出现不良反应的症状或体征，并立即给予适当的对症治疗。

七、未使用／过期药品的处置

每瓶该类药物仅供单次使用，药瓶中剩余的药物不可重复使用。

第四节 药物相互作用

因单克隆抗体不经细胞色素 P450（CYP）酶或其他药物代谢酶代谢，因此，合并使用的药物对这些酶的抑制或诱导作用预期不会影响该类药物的药代动力学。

在使用本品之前应避免使用全身性皮质类固醇或免疫抑制剂，因为这些药物可能会影响该类药物的药效学活性及疗效。但在该类药物开始给药后，可使用全身性皮质类固醇或其他免疫制剂治疗免疫介导性不良反应。当帕博利珠单抗与化疗联合用药时，皮质类固醇也可以作为治疗前用药来预防止吐和（或）缓解化疗相关不良反应。

在对照临床试验之外，不推荐使用 PD-1/PD-L1 类单抗药物联合沙利度胺类似物加地塞米松治疗多发性骨髓瘤患者。

有研究调查显示，免疫检查点抑制剂治疗 NSCLC 之前、同步或之后应用抗生素可能显著缩短 PFS 和 OS，对疗效有可能产生不利影响。另外，肿瘤患者在接受化疗或其他治疗的过程中有时会用到质子泵抑制剂，目前越来越多的证据表明，其可能会影响 PD-1/PD-L1 类药物的治疗疗效。

4

第四章

特殊患者
使用管理

一、儿童

帕博利珠单抗、纳武利尤单抗、特瑞普利单抗、信迪利单抗、卡瑞利珠单抗、替雷利珠单抗、度伐利尤单抗和阿替利珠单抗，8个药品均未确立在18岁以下儿童的安全性和疗效。

其中，阿替利珠单抗有一项儿童患者的临床试验。在儿童（＜18岁，$n=69$）和年轻成人患者（18~30岁，$n=18$）中实施的一项早期、多中心、开放性研究的药代动力学研究结果显示，按体重标准化后，接受15mg/kg阿替利珠单抗治疗的儿童患者与接受1200mg阿替利珠单抗（每3周一次）治疗的年轻成人患者中阿替利珠单抗的清除率和分布容积相似，儿童患者的暴露量呈随体重降低而降低的趋势。这些差异与阿替利珠单抗浓度下降至治疗目标暴露量以下无关。＜2岁儿童中的数据有限，因此无法在此年龄患者得出明确的结论。

二、老年

国内上市的8个品种，老年（≥65岁）患者使用无需调整剂量。≥75岁患者应用研究数据有限应谨慎使用该类药物。

表 4-1　老年患者风险管控建议

风险管控措施	管控依据
帕博利珠单抗	
老年（≥ 65 岁）与年轻患者（＜ 65 岁）在安全性或有效性上未出现总体的差异。无需在这一人群中进行剂量调整 来自 ≥ 75 岁 NSCLC 患者的有效性和安全性数据有限，对于 ≥ 75 岁患者，在仔细评估个体潜在的获益 / 风险后，应谨慎使用帕博利珠单抗联合治疗	无描述
纳武利尤单抗	
老年患者（≥ 65 岁）无需调整剂量 ≥ 75 岁或以上 NSCLC 和 SCCHN 患者的数据有限，无法就该人群得出相关结论	在老年患者（≥ 65 岁）和年轻患者（＜ 65 岁）间，未报告安全性或疗效总体上存在差异
特瑞普利单抗	
目前临床试验中老年患者人数有限，建议老年患者应在医生指导下慎用，如需使用，无需进行剂量调整	目前临床试验中 ≥ 65 岁老年患者占所有患者数的 14%（81/598 例），老年患者与非老年患者所有级别的药物不良反应发生率分别为 90% 和 94%、3 级及以上的药物不良反应发生率分别为 31% 和 26%、导致暂停给药的不良反应发生率为 12% 和 9%、导致永久停药的不良反应为 19% 和 14%，临床研究中没有对老年患者进行特殊剂量调整

风险管控措施	管控依据
信迪利单抗	
本品目前在＞65岁的老年患者中应用数据有限，建议在医生的指导下慎用，如需使用，无需进行剂量调整	目前临床试验中＞65岁老年患者占所有患者数的16.7%，老年患者与非老年患者所有级别的药物不良反应发生率分别为86.9%和82.2%、3级及以上的药物不良反应发生率分别为38.9%和28.9%、导致暂停给药的不良反应发生率为30.0%和20.9%、导致永久停药的不良反应为13.3%和9.1%，临床研究中没有对老年患者进行特殊剂量调整
卡瑞利珠单抗	
目前在＞65岁的老年患者中应用数据有限，建议在医生的指导下慎用，如需使用，无需进行剂量调整	目前临床试验中＞65岁老年患者占所有患者数的13.2%，老年患者与非老年患者所有级别的药物不良反应发生率分别为99.3%和97.7%、3级及以上的药物不良反应发生率分别为42.9%和40.1%、导致暂停给药的不良反应发生率分别为18.4%和20.6%、导致永久停药的不良反应为6.8%和7.7%，临床研究中没有对老年患者进行特殊剂量调整
替雷利珠单抗	
目前在≥65岁的老年患者中应用数据有限，建议在医生的指导下慎用，如需使用，无需进行剂量调整	目前临床试验中≥65岁老年患者占所有患者数的31.2%，老年患者与＜65岁的较年轻患者所有级别的药物不良反应发生率分别为74.9%和73.4%、3级及以上的药物不良反应发生率分别为23.4%和21.2%、导致暂停给药的不良反应发生率分别为19.6%和16.0%、导致永久停药的不良反应发生率分别

风险管控措施	管控依据
	为 8.6% 和 6.4%，临床研究中没有对老年患者进行特殊剂量调整
度伐利尤单抗	
老年患者（65 岁及以上）无需进行剂量调整	目前在老年患者（65 岁及以上）和年轻患者之间未发现总体安全性或疗效差异
阿替利珠单抗	
年龄 ≥ 65 岁患者无需调整剂量	≥ 65 岁和 65 岁以下患者之间安全性和有效性总体上无差异 未在老年患者中开展专门的阿替利珠单抗研究。在群体药代动力学分析中评估了年龄对阿替利珠单抗药代动力学的影响。根据年龄范围 21~89 岁且中位年龄为 62 岁的患者（n=472）数据，年龄并非影响阿替利珠单抗药代动力学的显著协变量。在 < 65 岁患者（n=274）、65~75 岁患者（n=152）和 > 75 岁患者（n=46）中，未观察到阿替利珠单抗药代动力学出现具有临床意义的差异

三、孕妇及哺乳期妇女

不建议在妊娠期间、在不采用有效避孕措施的育龄期女性中使用该类药品，除非临床获益大于潜在风险。应在最后一次应用该类药品后一定时间段内采用有效避孕措施。

该类药品对母乳喂养的婴幼儿可能存在潜在的风险。建议哺乳期妇女在接受该类药物治疗期间及末次给药后一定时间段内停止哺乳。

表4-2　妊娠、哺乳期妇女风险管控建议

风险点描述	风险管控措施	管控依据
帕博利珠单抗		
育龄期妇女	在接受帕博利珠单抗治疗期间，以及最后一次帕博利珠单抗给药后至少4个月内应采取有效避孕措施	无描述
妊娠	除非孕妇的临床疾病需要使用帕博利珠单抗进行治疗，妊娠期间不得使用帕博利珠单抗	尚无孕妇使用帕博利珠单抗的相关信息。妊娠期间给予帕博利珠单抗有潜在的风险，包括流产或死胎的比例增加。已知人免疫球蛋白G4（IgG4）能够穿过胎盘屏障；因此，作为一种IgG4，帕利珠单抗可能从母体传播给发育中的胎儿
哺乳	应权衡哺乳对胎儿的获益以及本品治疗对女性患者的获益，再决定是停止哺乳，还是停止帕博利珠单抗治疗	尚不清楚本品是否在人乳汁分泌。由于许多抗体可在人乳汁中分泌，不能排除本品对新生儿婴儿的风险
生育力	无描述	尚无关于帕博利珠单抗对于生育力潜在影响的临床数据。尚未开展帕博利珠单抗的生育力研究。猴1个月和3个月重复给药毒性试验中，帕博利珠单抗对雄性和雌性生殖器官未见明显影响，但研究中的大部分动物尚未性成熟

风险点描述	风险管控措施	管控依据
纳武利尤单抗		
妊娠	不建议在妊娠期间、在不采用有效避孕措施的育龄期女性中使用纳武利尤单抗，除非临床获益大于潜在风险。应在最后一次应用纳武利尤单抗后至少5个月内采用有效避孕措施	尚无妊娠女性使用纳武利尤单抗的数据。动物研究已经显示具有胚胎胎儿毒性。已知人IgG4会穿过胎盘屏障，而纳武利尤单抗是一种IgG4；所以，纳武利尤单抗有可能会经母体传输至发育中的胎儿
哺乳	在考虑母乳喂养对孩子的益处以及治疗对妇女的益处后，必须做出是停止母乳喂养还是停止纳武利尤单抗治疗的决定	尚不清楚纳武利尤单抗是否会经人乳分泌。由于许多药品（包括抗体）会在人乳中分泌，因此，无法排除会对新生儿/婴儿造成风险
生育力	无描述	参见生殖毒性。尚未进行评估纳武利尤单抗对生育力影响的研究。纳武利尤单抗对男性和女性生育力的影响不详
特瑞普利单抗、卡瑞利珠单抗		
妊娠	除非临床获益大于潜在风险，不建议在妊娠期间使用本品治疗	尚无妊娠妇女使用本品治疗的数据。动物研究已显示PD-1阻断性抗体具有胚胎胎儿毒性。已知人IgG4会穿过胎盘屏障，作为一种IgG4，本品可能会经母体传输给发育中的胎儿
哺乳	建议哺乳期妇女在接受本品治疗期间及末次给药后至少2个月内停止哺乳	尚不清楚本品是否能分泌到母乳中，以及本品对母乳喂养的婴幼儿及母乳产量的影响。由于人IgG会分泌到母乳中，本品对母乳喂养的婴幼儿可能存在潜在的风险

风险点描述	风险管控措施	管控依据
避孕	育龄妇女在接受本品治疗期间及末次给药后至少 2 个月内应采取有效避孕措施	未描述
生育力	未描述	尚未开展研究评估本品对生育力的影响。对男性和女性生育力的影响不详。参见生殖毒性
信迪利单抗、替雷利珠单抗		
妊娠	除非临床获益大于潜在风险，不建议在妊娠期间使用本品治疗	尚无妊娠妇女使用本品治疗的数据。动物研究已显示 PD-1 阻断性抗体具有胚胎胎儿毒性。已知人 IgG4 会穿过胎盘屏障，作为一种 IgG4，本品可能会经母体传输给发育中的胎儿
哺乳	建议哺乳期妇女在接受本品治疗期间及末次给药后至少 5 个月内停止哺乳	尚不清楚本品是否能分泌到母乳中，以及本品对母乳喂养的婴幼儿及母乳产量的影响。由于人 IgG 会分泌到母乳中，本品对母乳喂养的婴幼儿可能存在潜在的风险
避孕	育龄妇女在接受本品治疗期间及末次给药后至少 5 个月内应采取有效避孕措施	未描述
生育力	未描述	尚未开展研究评估本品对生育力的影响。对男性和女性生育力的影响不详

风险点描述	风险管控措施	管控依据
度伐利尤单抗		
	告知孕妇本品对胎儿具有潜在风险 在本品治疗期间以及本品末次给药后至少3个月内，建议具有生育能力的女性采用有效的避孕措施	基于本品的作用机制和动物研究数据，孕妇使用本品可能会对胎儿造成损害。动物生殖毒性研究表明，从器官形成期开始至分娩给予食蟹猴度伐利尤单抗会导致早产、流产和新生胎仔死亡率增加
阿替利珠单抗		
妊娠	不建议使用阿替利珠单抗，除非对母体的潜在获益大于对胎儿的潜在风险 告知孕妇对胎儿的潜在风险	尚未在妊娠女性中进行阿替利珠单抗的临床研究
哺乳	因为对婴儿哺乳的潜在伤害尚不明确，须停止哺乳或停止阿替利珠单抗治疗	没有关于人乳中是否存在阿替利珠单抗、对母乳喂养婴儿的影响或对产奶量的影响的信息。由于人类IgG在人乳中分泌，因此对婴儿的吸收和伤害的可能性未知。阿替利珠单抗母乳喂养婴儿可能出现潜在的严重不良反应
避孕	育龄期女性患者在接受阿替利珠单抗治疗期间以及末次给药后至少5个月内，应当采取有效的避孕措施	参见生殖毒性
生育力	未描述	基于动物研究，接受阿替利珠单抗治疗期间会损伤具有生育能力的女性患者的生育力

四、肝功能损害

表 4-3　常见肝功能异常参考指标

实验室指标	1 级	2 级	3 级	4 级
谷丙转氨酶（ALT）	＞正常值上限~3.0 倍正常值上限	＞ 3.0~5.0 倍正常值上限	＞ 5.0~20.0 倍正常值上限	＞ 20.0 倍正常值上限
谷草转氨酶（AST）	＞正常值上限~3.0 倍正常值上限	＞ 3.0~5.0 倍正常值上限	＞ 5.0~20.0 倍正常值上限	＞ 20.0 倍正常值上限．
碱性磷酸酶（ALP）	＞正常值上限~2.5 倍正常值上限	＞ 2.5~5.0 倍正常值上限	＞ 5.0~20.0 倍正常值上限	＞ 20.0 倍正常值上限
总胆红素（TBIL）	＞正常值上限~1.5 倍正常值上限	＞ 1.5~3.0 倍正常值上限	＞ 3.0~10.0 倍正常值上限	＞ 10.0 倍正常值上限

目前上市药品按照肝功能状态评估给予不同建议，在药品说明书中，药物调整建议多按照轻、中、重度肝损进行描述；轻度肝损伤多指 TBIL ≤ 1.5ULN（CTCAE 1 级）或 AST ＞ ULN；中度肝损为 3ULN ≥ TBIL ＞ 1.5ULN（CTCAE 2 级）和任何 AST；重度肝损为 TBIL ＞ 3ULN（CTCAE 3 级）和任何 AST。

表 4-4 肝功能异常患者调整建议

	阿替利珠单抗	度伐利尤单抗	纳武利尤单抗	帕博利珠单抗	特瑞普利单抗	替雷利珠单抗	信迪利单抗	卡瑞利珠单抗
轻度肝损伤	无需调整剂量	无需调整剂量	无需调整剂量	无需调整剂量	无需调整剂量（慎用）	无需调整剂量	无需调整剂量	无需调整剂量（慎用）
中度肝损伤	慎用	慎用	无需调整剂量	-	不推荐	肝细胞癌患者无需调整剂量	无需调整剂量	不推荐
重度肝损伤	慎用	慎用	慎用	-	不推荐	不推荐	慎用	不推荐

表 4-5 肾功能异常患者调整建议

	阿替利珠单抗	度伐利尤单抗	纳武利尤单抗	帕博利珠单抗	特瑞普利单抗	替雷利珠单抗	信迪利单抗	卡瑞利珠单抗
轻度肾损伤	无需调整剂量	无需调整剂量	无需调整剂量	无需调整剂量	无需调整剂量（慎用）	无需调整剂量（慎用）	无需调整剂量（慎用）	无需调整剂量（慎用）
中度肾损伤	无需调整剂量	无需调整剂量	无需调整剂量	无需调整剂量	不推荐	无需调整剂量（慎用）	不推荐	不推荐
重度肾损伤	无需调整剂量	不推荐使用/谨慎使用	-	-	不推荐	不推荐	不推荐	不推荐

五、肾功能损害

目前上市药品按照肾功能状态评估给予不同建议：轻度肾损伤为 60ml/（min·1.73m^2）≤ GFR ≤ 90ml/（min·1.73m^2）；中度肾损伤为 60ml/（min·1.73m^2）> GFR ≥ 30ml/（min·1.73m^2）；重度肾损伤为 30ml/（min·1.73m^2）> GFR ≥ 15ml/（min·1.73m^2）。

六、其他特殊患者风险管控点

表 4-6　其他特殊患者用药建议

风险点描述	风险管控措施
阿替利珠单抗	
临床试验中排除了自身免疫性疾病患者。尚未获得自身免疫性疾病患者的相关数据	此类患者应慎用阿替利珠单抗，而且使用之前应评估潜在的风险/获益
纳武利尤单抗	
一项晚期肝细胞癌研究中有 262 名患者接受了纳武利尤单抗治疗，其中 23% 感染 HCV，25% 感染 HBV。慢性 HBV 感染患者需要同时应用有效的抗病毒治疗以维持病毒载量 < 100IU/ml。根据这些数据，给予 HCV 或有效抗病毒治疗的 HBV 感染患者应用纳武利尤单抗治疗的安全性特征与非感染患者相似	

风险点描述	风险管控措施
帕博利珠单抗	
患有以下病症者被排除在临床试验之外：活动性中枢神经系统转移；ECOGPS ≥ 2；HIV，乙型肝炎或丙型肝炎感染；活动性全身性自身免疫疾病；间质性肺病；既往需要全身皮质类固醇治疗的肺炎，对另一种单克隆抗体有严重过敏史；正在接受免疫抑制治疗以及具有使用伊匹木单抗治疗的重度免疫相关不良反应〔定义为任何4级毒性或需要12周以上皮质类固醇治疗（＞10mg/d 泼尼松或等效药物）的3级毒性〕史；患有活动性感染的患者	需要在接受帕博利珠单抗治疗前进行感染治疗，若帕博利珠单抗治疗期间发生活动性感染，可通过适当的药物对患者进行治疗在仔细考虑潜在增加的风险后，可以对这些患者使用帕博利珠单抗治疗，但需要进行必要的医疗管理
帕博利珠单抗在眼黑色素瘤患者上的安全性和有效性数据有限	眼黑色素瘤患者：无描述
对于多发性骨髓瘤患者，在沙利度胺类似物和地塞米松的基础上加用帕博利珠单抗治疗后，死亡率增加	不推荐使用帕博利珠单抗联合沙利度胺类似物和地塞米松治疗多发性骨髓瘤患者

附：特殊免疫状态患者建议（NCCN免疫治疗相关毒性的管理指南 2020.1 版）

1. 有 HIV 或病毒性肝炎病史的患者可能适用免疫治疗。

2. 既往有自身免疫性疾病的患者或器官移植受者可能适于免疫检查点阻滞。

3. 有自身免疫性神经系统疾病或致命性自身免疫性疾病的患者，特别是如果免疫抑制药不能控制或需要大剂量免疫抑制剂的患者，不太可能适合接受癌症免疫治疗。

4. 既往异基因干细胞移植的患者可能适用免疫治疗。

5. 已有自身免疫性疾病患者与基于抗 PD-1/PD-L1 的方法相比，基于抗 CTLA-4 的治疗方案导致基础自身免疫性疾病恶化的发生率更高。

6. 对已有的自身免疫性疾病的患者，建议优化免疫抑制，包括与相应专科医生一起密切随访。

7. 免疫抑制方案的目标：在开始癌症免疫治疗之前，允许给予泼尼松 < 10mg/d 或等效剂量。

8. 接受癌症免疫治疗时的移植失败已有报道。移植器官损失可能是癌症免疫治疗的结果，应该与患者和器官移植团队进行讨论。

9. 实体器官移植患者，如果存在移植排斥反应（如肾脏），且可以选择替代疗法，则可能适用免疫治疗，特别是如果既往没有移植排斥反应证据并且患者正在维持免疫抑制的情况下。

10. 异基因干细胞移植患者移植相关并发症的风险增加，包括可能致命的移植物抗宿主病（GVHD）。

5

第五章

免疫相关性
不良反应管理

第一节　治疗前评估

治疗开始之前，建议进行严格的体格检查、实验室检查和影像学检查，并以此作为治疗过程中发生的任何临床、生物学或影像学异常的参考。由于免疫治疗导致的不良反应可能在该类药治疗期间或该药治疗停止后的任何时间发生，治疗过程也应做好定期评估，以便早期发现不良事件，根据不良事件的严重程度，可暂停免疫治疗和（或）使用糖皮质激素。危及生命或复发的严重不良事件可导致终止免疫治疗。

表 5-1　治疗前评估项目

项目	基线检查
一般情况	体格检查（包括神经系统检查）；详细询问既往史，包括自身免疫性疾病、感染性疾病或内分泌疾病病史；吸烟史、家族史、妊娠状况；肠道功能的基线评估（排便习惯，包括频率和性状）
影像学检查	胸、腹和盆腔 CT、必要时行脑磁共振，全身骨扫描
血液学检查	血常规、生化（包括血糖、血脂）、HBV 和 HIV 筛查
皮肤、黏膜	皮肤、黏膜检查，记录病变的类型和程度，尤其针对有自身免疫性皮肤病史的患者
甲状腺	甲状腺功能检测（包括甲状腺激素、甲状腺超声等）；必要时查 TPOAb 和 TRAb
肾上腺、垂体	肾上腺：早晨 8 点血浆皮质醇、促肾上腺皮质激素等

项目	基线检查
肺	肺功能检查、常规胸部影像学检查
心血管	心肌酶谱、心电图、心脏超声（包括射血分数）、BNP 等
类风湿性 / 骨骼肌	酌情行关节检查 / 功能评估对怀疑有自身免疫性疾病患者，行自身抗体、红细胞沉降率等检查

第二节　不良反应分级及处理一般原则

不良反应分级依据不良事件通用术语标准（common terminology criteria for adverse events, CTCAE），将毒性大致分为 5 个级别。

表 5-2　不良反应分级表

分级	描述
G1	无症状或症状轻微；无需特殊干预可自行缓解
G2	轻微日常活动受限；需要局部治疗
G3	致残或中重度日常活动受限，不会危及生命；需要住院治疗
G4	危及生命，需立即急救治疗
G5	死亡

根据不良反应分级原则对产生毒性进行管理，一般对于轻度（G2）不良反应可以口服糖皮质激素

进行处理，继续或暂停 PD-1/PD-L1 抑制剂类药物治疗；对于 G3~4 级不良反应，应暂停或永久停止该类药物治疗，并尽早大剂量滴注激素，并延长激素使用时间。激素的起始剂量多需 1~2mg/kg 或以上的泼尼松，总疗程多在 4~6 周或以上（免疫检查点抑制剂相关毒副作用管理之激素的使用）。长期应用激素时应预防性使用抗生素以减少机会性感染。激素减量宜缓慢（> 6~8 周），防止复发或不良反应恶化。在大剂量激素，尤其是冲击量激素期间或者合并消化道出血高危因素的患者，考虑加用质子泵抑制剂治疗或 H_2 受体拮抗剂；对于泼尼松 ≥ 20mg/d，持续 4 周或 4 周以上者，应常规补充维生素 D 和钙。另外，还需饮食控制监测血糖等。

表 5-3　免疫相关性不良反应糖皮质激素使用原则（NCCN）

免疫相关性不良反应	不良反应分级	激素种类	起始剂量 [mg/(kg·d)]
皮肤毒性	G2	泼尼松	0.5~1
	G3~4	泼尼松、甲泼尼龙	1~2
腹泻、结肠炎	G2	泼尼松、甲泼尼龙	1
	G3~4	甲泼尼龙	2
肝毒性	G2	泼尼松	0.5~1
	G3	泼尼松、甲泼尼龙	1~2
	G4	甲泼尼龙	2
胰腺炎	G2	泼尼松、甲泼尼龙	0.5~1
	G3~4	泼尼松、甲泼尼龙	1~2

免疫相关性不良反应	不良反应分级	激素种类	起始剂量 [mg/(kg·d)]
肺毒性	G2	泼尼松、甲泼尼龙	1~2
	G3~4	泼尼松、甲泼尼龙	1~2
肾毒性	G2	泼尼松	1~2
	G3~4	泼尼松、甲泼尼龙	1~2
肌肉骨骼毒性	G2	泼尼松	0.5
	G3~4	泼尼松	1
格林巴利综合征	G2~4	甲泼尼龙	1000mg/d
横贯性骨髓炎	G2~4	甲泼尼龙	1000mg/d
心血管毒性	G3	甲泼尼龙	1000mg/d
	G4	甲泼尼龙	1000mg/d

第三节 免疫相关不良反应与处置建议

本手册的不良反应等安全性信息根据以下数据总结。

表5-4 药物不良反应信息来源

药品	不良反应及实验室异常数据来源
度伐利尤单抗	临床研究入组的1889例接受度伐利尤单抗治疗的各种癌症患者、PACIFIC研究
阿替利珠单抗	阿替利珠单抗单药治疗的不良反应信息

药品	不良反应及实验室异常数据来源
纳武利尤单抗	纳武利尤单抗单药治疗数据（来自黑色素瘤、鳞状和非鳞状 NSCLC、肾细胞癌、经典型霍奇金淋巴瘤、头颈部鳞状细胞癌、尿路上皮癌及胃/胃食管连接部腺癌）
帕博利珠单抗	免疫相关不良反应的数据基于在临床研究中接受过 4 种剂量（2mg/kg 每 3 周 1 次，10mg/kg 每 2 周 1 次或每 3 周 1 次，或 200mg 每 3 周 1 次）帕博利珠单抗治疗的患者
特瑞普利单抗	8 项单臂研究共 598 例受试者的汇总安全性信息
信迪利单抗	5 项临床研究共 540 例受试者的安全性信息
卡瑞利珠单抗	10 项临床研究共 1116 例患者的安全性信息
替雷利珠单抗	4 项临床研究共 934 例受试者的安全性信息

一、免疫相关性皮肤毒性

免疫相关性皮肤不良反应是该类药物常见的不良反应。该类药物治疗起始、治疗中及结束后均有可能发生皮肤毒性。多数患者皮肤不良反应较轻，常表现为皮疹、瘙痒、白癜风症状。

一般情况下，轻中度（1~2 级）不良反应对症处理即可：如局部使用糖皮质激素和口服抗组胺药，必要时加用口服糖皮质激素，无需停止该类治疗；重度（3~4 级）不良反应需停止该类药物治疗，局部使用高效糖皮质激素并及时口服糖皮质激素治疗，同时请皮肤科医生会诊。处理要点为：

1. 首先要排除其他因素引起的皮肤问题（如感染、药物及其他全身性疾病）。

2. 皮肤不良反应的严重程度应通过仔细的皮肤检查来评估，包括黏膜区域。

3. 根据不良反应严重程度系统使用糖皮质激素。

4. 当出现史蒂文斯 - 约翰逊综合征（SJS）或中毒性表皮坏死松解症（TEN）等罕见且有致命风险症状是应永久停止该类药物治疗。

另外，反应性皮肤毛细血管增生症是注射用卡瑞利珠单抗单药使用最为常见皮肤毒性反应，多数较轻微，可继续用药，同时做好保护工作，避免出血。3级以上不良反应需暂停用药，并对症处理，并发感染者使用抗生素治疗。4级不良反应应永久停止用药。

表 5-5　皮肤毒性风险管控建议

风险点描述	风险管控措施
帕博利珠单抗	
重度皮肤反应发生率 1.5%（93 例），2、3、4 级分别为 12 例（0.2%）、67 例（1.1%）、1 例（＜ 0.1%）。至发生中位时间为 3.2 个月（范围：31 天 ~19.4 个月）。中位持续时间为 1.8 个月（范围：1 天 ~27.3+ 个月），	应监测患者的疑似重度皮肤不良反应，并应排除其他病因。根据不良反应的严重程度，暂停或永久停用帕博利珠单抗，并应给予皮质类固醇

风险点描述	风险管控措施
导致终止治疗 98 例（0.1%）。已报告罕见的 SJS 和 TEN 病例，其中一些病例的结局为死亡	
3 级或疑似史蒂文斯 - 约翰逊综合征（SJS）或中毒性表皮坏死松解症（TEN）	暂停使用，直至不良反应恢复至 0~1 级。对于 SJS 或 TEN 体征或症状，将患者转诊给专科机构进行评估和治疗
4 级或确认 SJS 或 TEN	永久停药
皮肤不良反应史	对于既往使用其他免疫刺激性抗癌药治疗时发生过严重或危及生命的皮肤不良反应的患者，应谨慎考虑使用帕博利珠单抗
纳武利尤单抗	
已报道重度皮疹。皮疹的发生率为 25.1%（741/2950）。其中 3 级 1.2%（34/2950）。未报道 4 级或 5 级病例。至发生的中位时间为 1.4 个月（范围：0~27.9 月）。11 名患者（0.4%）需要永久停用纳武利尤单抗	应使用 1~2mg/（kg·d）甲泼尼龙当量给予高剂量皮质类固醇进行治疗。29 名患者接受高剂量皮质类固醇（至少 40mg 泼尼松等效剂量），中位起始剂量为 0.9mg/kg（范围：0.4~363.6），中位给药持续时间为 2.0 周（范围：0.1~122.6）。有 465 名患者（64%）缓解，至缓解的中位时间为 17 周
3 级皮疹	暂停用药
4 级皮疹	停用
史蒂文斯 - 约翰逊综合征（SJS）或中毒性表皮坏死松解症（TEN），其中有些甚至出现死亡结局	永久停药，并将患者转至专科机构进行评估和治疗。患者在既往接受其他抗癌免疫激动剂治疗中出现过严重或威胁生命的皮肤不良反应，应谨慎使用纳武利尤单抗

风险点描述	风险管控措施
特瑞普利单抗	
有皮肤不良反应的报道。19 例（3.2%）患者出现免疫相关性皮肤不良反应，其中 1 级为 13 例（2.2%），2 级为 6 例（1.0%），无 3 级以上病例。至发生的中位时间为 1.3 个月（范围：0.1~10.5 月），中位持续时间为 4.9 个月（范围：0.1~20.7+月）。有 1 例（0.2%）患者需要永久停用本品，3 例（0.5%）患者需要暂停本品	18 例（94.7%）患者接受皮质类固醇治疗，以外用为主，泼尼松中位起始剂量为 33.3mg（范围：4.0~33.3mg），中位给药持续时间为 18.0 天（范围：1.0~312.0 天），无患者接受高剂量(≥40mg泼尼松等效剂量）皮质类固醇治疗。11 例（57.9%）患者病情缓解，缓解的中位时间为 2.0 个月（范围：0.1~5.6 个月）
1~2 级皮疹	继续本品治疗，并对症治疗或进行局部皮质类固醇治疗
3 级皮疹	暂停使用，直至改善至 0~1 级
4 级皮疹，史蒂文斯 - 约翰逊综合征（SJS）或中毒性表皮坏死松解症（TEN）	永久停药
信迪利单抗	
有免疫相关性皮肤不良反应报道。共 19 例（3.5%）发生免疫相关性皮肤不良反应，其中 3 级为 4 例（0.7%），4 级为 1 例（0.2%）。至免疫相关性皮肤不良反应发生的中位时间为 0.8 个月（范围：0.1~16.5 月）。中位持续时间为 1.1 个月（范围：0.1~15.1 月）。1 例（0.2%）患者永久停止本品治疗，1 例（0.2%）患者暂停本品治疗	19 例中 17 例（89.5%）患者接受了外用皮质类固醇药物，3 例（15.8%）患者接受高剂量皮质类固醇治疗（至少 40mg/d 泼尼松等效剂量），起始剂量分别为 33.3mg/d、66.7mg/d 和 100.0mg/d，中位给药持续时间分别为 0.3 个月、0.2 个月和 0.4 个月。19 例中 10 例（52.6%）患者缓解，至缓解的中位时间为 0.5 个月（范围：0.1~4.6 月）
1 级或 2 级皮疹	可继续本品治疗，并对症治疗或进行局部皮质类固醇治疗
3 级皮疹	暂停本品治疗，并对症治疗或进行局部皮质类固醇治疗

风险点描述	风险管控措施
4 级皮疹、确诊 SJS 或 TEN	永久停止本品治疗
卡瑞利珠单抗	
有免疫相关性皮肤不良反应报道。共 55 例（4.9%）发生免疫相关性皮肤不良反应。其中 3 级为 10 例（0.9%）。至免疫相关皮肤不良反应发生的中位时间为 1.8 个月（范围：0~14.4 月），持续的中位时间是 2.3 个月（范围：0~24.0 月）。3 例（0.3%）患者永久停止本品治疗，4 例（0.4%）患者暂停本品治疗	其中 40 例（3.6%）接受外用皮质类固醇药物治疗。6 例接受了高剂量皮质类固醇（≥ 40mg/d 泼尼松等效剂量），中位起始剂量为 50mg（范围：13.3~133.3mg），中位给药持续时间为 0.1 个月（范围：0~1.0 月）。72.7%（40/55）的患者病情缓解，至缓解的中位时间为 1.2 个月（范围：0~12.4 月）
1~2 级皮疹	继续本品治疗，并对症治疗或进行局部皮质类固醇治疗
3 级	暂停给药，直至不良反应恢复至 0~1 级
4 级，史蒂文斯 - 约翰逊综合征（SJS）或中毒性表皮坏死松解症（TEN）	永久停药
替雷利珠单抗	
有免疫相关性皮肤不良反应报道。共 67 例（7.2%）发生免疫相关性皮肤不良反应，其中 3 级 7 例（0.7%），4 级 3 例（0.3%）。未发生史蒂文斯 - 约翰逊综合征（SJS）或中毒性表皮坏死松解症事件（TEN）。至免疫相关性皮肤不良反应发生的中位时间为 1.9 个月（范围：0~27.6 月）。中位持续时间为 5.1 个月（范围：0.03~30.7+ 月）。5 例（0.5%）患者永久停止本品治疗，10 例（1.1%）患者暂停给药	67 例中 16 例（23.9%）患者接受了系统激素治疗，中位起始剂量为 45mg/d（范围：10~183.3mg/d），中位给药持续时间为 0.2 个月（范围：0.03~6.2+ 月），10 例（14.9%）患者接受高剂量皮质类固醇治疗（≥ 40mg/d 泼尼松等效剂量）。67 例中 38 例（56.7%）患者缓解，至缓解的中位时间为 1.1 个月（范围：0.03~15.1 月）

风险点描述	风险管控措施
1~2 级皮疹	可继续本品治疗，并对症治疗或进行局部皮质类固醇治疗
3 级	暂停本品治疗，并对症治疗或进行局部皮质类固醇治疗
4 级皮疹、确诊史蒂文斯 - 约翰逊综合征（SJS）或中毒性表皮坏死松解症（TEN）	永久停止本品治疗

度伐利尤单抗

风险点描述	风险管控措施
本品可导致免疫介导性皮疹；本类其他产品已出现大疱性皮炎、史蒂文斯 - 约翰逊综合征（SJS）/ 中毒性表皮坏死松懈症（TEN） 在临床研究入组的 1889 例接受度伐利尤单抗治疗的各种癌症患者中，26% 的患者出现皮疹或皮炎，0.4% 的患者出现白癜风。1889 例患者中，0.1% 的患者因皮疹或皮炎中止度伐利尤单抗治疗。62% 患者的皮疹得到缓解。2.0% 的患者需要接受全身用糖皮质激素治疗，包括 1% 接受高剂量糖皮质激素治疗的患者	监测是否出现皮疹症状和体征
持续超过 1 周的中度（2 级）或 3 级	暂停给药直至不良反应达到 1 级或缓解。开始给予泼尼松 1~2mg/（kg·d）或等效药物治疗，之后逐渐降低剂量
4 级	永久停药

阿替利珠单抗

风险点描述	风险管控措施
3 级皮疹	暂停给药
4 级皮疹	永久停药

二、免疫相关性肺炎

免疫相关性肺炎总体发生率较低（约为5%），但可危及生命，是该类药物引起死亡重要原因之一。从给药开始到停药后均可能出现免疫相关性肺炎，临床中应全程进行监测。免疫相关性肺炎最常见的症状为呼吸困难、活动耐量下降及咳嗽，也可出现发热、胸痛等表现。

根据影像学和临床表现对肺不良反应进行分级处理。当发生中度（2级）以上肺炎时需中断该类药物治疗，并用糖皮质激素进行一线治疗。3级以上肺炎患者需永久停用该类药物治疗，静脉应用大剂量糖皮质激素，不能排除感染性肺炎时可同时经验性加用广谱抗生素，若无症状改善，考虑加用英夫利昔单抗、吗替麦考酚酯或静脉注射免疫球蛋白。

表5-6　免疫相关性肺炎风险管控建议

风险点描述	风险管控措施
帕博利珠单抗	
肺炎发生率为4.4%（278例），≥3级为1.5%（97例），至肺炎发生的中位时间为3.2个月（范围：2天~26.8月），中位持续时间为2.0个月（范围：1天~25.3+月）；导致终止治疗4.9%	对患者肺炎的相关体征和症状进行监测。疑似肺炎的病例应采用影像学检查进行确认并排除其他可能原因。对于≥2级肺炎患者应给予皮质类固醇治疗〔初始剂量为1~2mg/（kg·d）

风险点描述	风险管控措施
（107 例），有既往胸部放射史患者发生率为 8.1%。NSCLC 患者中发生率为 4.9%（107 例），≥ 3 级 为 2.3%（49 例），有既往胸部放射史患者发生率为 8.1%	泼尼松或等效剂量，之后逐渐减少剂量]
2 级	暂停使用，直至改善至 0~1 级
3~4 级或复发性 2 级	永久停药

纳武利尤单抗

已报道重度肺炎或间质性肺病，包括致死病例。包括间质性肺病和肺浸润在内的肺炎发生率为 3.3%（96/2950），≥ 3 级为 0.8%（24/2950）；至发生的中位时间为 3.6 个月（范围：0.2~19.6月）；永久停用本品的有 1.2%（35名患者）	监测是否有肺炎症状和体征，如放射学改变（例如，局部毛玻璃样混浊、斑块样浸润）、呼吸困难和缺氧。应排除感染和疾病相关性病因。64 名患者接受高剂量皮质类固醇（≥ 40mg/d 泼尼松等效剂量），中位起始剂量为 1.0mg/kg（范围：0.5~17.6mg/kg），中位给药持续时间为 3.4 周（范围：0.1~13.1 周）。有 67 名患者（70%）病情缓解，至缓解的中位时间为 6.1 周（范围：0.1+~96.7+ 周）
2 级	暂停用药，按照 1mg/（kg·d）甲泼尼龙当量开始皮质类固醇治疗。如病情改善，可在皮质类固醇减量后重新开始纳武利尤单抗治疗。如病情恶化或无改善，永久停药，并将皮质类固醇剂量增加至 2~4mg/（kg·d）甲泼尼龙当量

风险点描述	风险管控措施
3~4 级	永久停用。按照 2~4mg/（kg·d）甲泼尼龙当量开始皮质类固醇治疗
特瑞普利单抗	
已报道肺炎，包括死亡病例。肺炎发生率为 1.8%（11），≥3 级为 1.0%（9）；至发生的中位时间为 2.1 个月（范围：0.6~7.7 月），中位持续时间为 8.3 个月（范围：0.4~15.1+ 月）；永久停用本品的有 1.2%（7 例）	密切监测患者的症状（例如呼吸困难、缺氧）、体征及影像检查（例如局部毛玻璃样改变，斑块样浸润等），并排除其他可能的病因。报道肺炎患者中 9 例（81.8%）接受了皮质类固醇治疗，泼尼松中位起始剂量 60.0mg（范围：10.0~100.0mg），中位给药持续时间为 22.0 天（范围：3.0~42.0天），其中 7 例（63.6%）患者接受高剂量（≥40mg/d 泼尼松等效剂量）皮质类固醇治疗。11 例患者中 1 例（9.1%）患者病情完全缓解，至缓解时间为 1.4 个月，8 例（72.7%）患者病情稳定
2 级	暂停用药，直至改善至 0~1 级
3~4 级或复发性 2 级	永久停药
信迪利单抗	
已报道肺炎，包括死亡病例。肺炎发生率为 6.9%（37），≥3 级为 3.5%（19）；至发生的中位时间为 1.8 个月（范围：0~9.7 月），持续的中位时间是 2.3 个月（范围：0.1~16.6 月）；永久停用本品的有 1.4%（16 例）	监测患者是否有肺炎症状和体征，如呼吸困难、缺氧表现、咳嗽、胸痛等，以及放射学改变（例如局部毛玻璃样混浊、斑块样浸润）。疑似免疫相关性肺炎的病例应采用影像学、肺功能、动脉血压饱和度等检

风险点描述	风险管控措施
	查进行评估和确认，并排除感染、疾病相关等其他病因。37 例中 22 例（59.5%）患者接受高剂量皮质类固醇治疗（≥ 40mg/d 泼尼松等效剂量），中位起始剂量为 50mg/d（范围：10~150mg/d），中位给药持续时间为 1.1 个月（范围：0.03~15.9 月）。37 例中 21 例（56.8%）患者肺炎缓解，至缓解的中位时间为 1.0 个月（范围：0.2~7.4 月）
2 级	暂停用药，直至改善至 0~1 级
3~4 级或复发性 2 级	永久停药

卡瑞利珠单抗

已报道肺炎，包括死亡病例。肺炎发生率为 3%（40），≥ 3 级为 1.9%（20）；至发生的中位时间为 2.2 个月（范围：0.3~14.7 月），中位持续时间为 0.9 个月（范围：0.03~7.4 月）；永久停用本品的有 2.4%（13 例）	观察临床症状体征，疑似免疫相关性肺炎病例应通过影像学检查进行确认并排除其他病因。29 例患者接受高剂量皮质类固醇（≥ 40mg 泼尼松等效剂量），中位起始剂量为 50mg/d（范围：13.3~625mg/d），中位给药持续时间为 1.4 个月（范围：0~13.9 月）。45%（18/40）的患者病情缓解，至缓解的中位时间为 2.2 个月（范围：0.1~15.8 月）
2 级	暂停用药，直至改善至 0~1 级
3~4 级或复发性 2 级	永久停药

风险点描述	风险管控措施
替雷利珠单抗	
已报道肺炎，包括致死病例。肺炎发生率为 2.7%（25 例），≥3 级为 1.5%；至发生的中位时间为 1.8 个月（范围：1 天~13.9 月），中位缓解时间为 4.9 个月（范围：0 天~13.7 月）；永久停用本品的有 1.5%（12 例）	监测患者是否有肺炎症状和体征，如呼吸困难、缺氧表现、咳嗽、胸痛等，以及放射学改变（例如局部毛玻璃样混浊、斑块样浸润）。疑似免疫相关性肺炎的病例应采用影像学、肺功能、动脉血氧饱和度等检查进行评估和确认，并排除感染、疾病相关等其他病因。25 例中 15 例（60%）患者接受了系统激素治疗，中位起始剂量为 50mg/d（范围：30~125mg/d），中位给药持续时间为 0.9 个月（范围：0.03~13.7+ 月）；25 例中有 14 例（56%）患者接受高剂量皮质类固醇治疗（≥40mg/d 泼尼松等效剂量）。25 例中 13 例（52.0%）患者肺炎缓解，至缓解的中位时间为 1.2 个月（范围：0.3~8.7 月）
2 级	暂停给药，直至不良反应恢复至 0~1 级
3~4 级或复发性 2 级	永久停药
度伐利尤单抗	
已报道肺炎，包括死亡病例。非感染性肺炎发生率为 5%，≥3 级为 1.1%，中位发病时间为 1.8	监测患者是否出现非感染性肺炎体征和症状，通过放射影像学影像评价疑似非感染性肺炎

风险点描述	风险管控措施
个月（范围：1 天~13.9 月），中位缓解时间为 4.9 个月（范围：0 天~13.7 月），中止治疗为 1.5%，NSCLC 患者中，度伐利尤单抗治疗前 42 天内完成根治性放化疗的患者的非感染性肺炎（包括放射性肺炎）发生率为 34%，高于放疗后立刻开始单抗治疗的患者（2.3%）。NSCLC 患者 ≥ 3 级为 4.5%，中位发生时间为 1.8 个月，中位持续时间为 2.1 个月（范围：3 天~18.7 月）。中止治疗为 6%	患者。1889 例患者中，3.5% 需要接受全身性糖皮质激素治疗，2.5% 需要接受高剂量糖皮质激素治疗（ ≥ 40mg/d 泼尼松或等效药物），0.1% 需要接受英夫利西单抗治疗。PACIFIC 研究中，在发生非感染性肺炎的患者中，47% 的患者得到了缓解，21% 的患者需要接受全身性糖皮质激素治疗，12% 需要接受高剂量糖皮质激素治疗，0.1% 需要接受英夫利西单抗治疗
中度（2 级）非感染性肺炎	暂停给药直至不良反应达到 1 级或缓解。给予泼尼松 1~2mg/（kg·d）或等效药物治疗
严重（3~4 级）非感染性肺炎	永久停药。给予泼尼松 1~4mg/（kg·d）或等效药物治疗
阿替利珠单抗	
已报道肺炎病例，包括致死性病例。肺炎发生率为 2.7%（87/3178），其中 1 例致死；至发生的中位时间为 3.4 个月（范围：0.1~24.8 月），中位持续时间为 1.4 个月（范围：0~21.2 月）；永久停用本品的有 0.4%（12 例）	应根据临床实际情况监测患者的肺炎体征和症状。对疑似肺炎患者进行影像学检查有 1.6%（51/3178）的阿替利珠单抗治疗患者因肺炎需要接受皮质类固醇治疗

续表

风险点描述	风险管控措施
2 级	暂停给药，并开始 1~2mg/（kg·d）泼尼松或等效剂量的治疗。如果症状改善至 ≤ 1 级，则应在 ≥ 1 个月时间内逐渐减少皮质类固醇。如果事件在 12 周内改善至 ≤ 1 级、皮质类固醇剂量减至泼尼松每日 ≤ 10mg 或等效剂量，则可恢复阿替利珠单抗治疗
3~4 级	永久停药

三、免疫相关性肾毒性

免疫相关性肾损伤总体发生率较低，通常在用药后数周至数月发生，多数表现为急性肾小管间质性肾炎。联合用药可加重肾毒性。建议用药起始及用药期间检测肾功能。

发生 2 级肾脏不良反应，应暂停使用该类药物，每 3~7 天检查肌酐和尿蛋白，给予糖皮质激素治疗；发生 3 级以上肾脏不良反应患者应永久停止该类药物治疗，并使用糖皮质激素治疗，如病情相对严重或迁延不愈，也可考虑适度增加激素及延长疗程，或加用其他免疫抑制治疗如英夫利昔单抗、吗替麦考酚酯等。

表5-7　免疫相关性肾毒性风险管控建议

风险点描述	风险管控措施
帕博利珠单抗	
已报道肾炎。肾炎发生率0.3%（25例），2、3、4级病例分别有89例（0.1%）、14例（0.2%）和19例（＜0.1%）。至肾炎发生的中位时间为3.5个月（范围：12天~21.4月）。中位持续时间为1.9个月（范围：6天~12+月）。肾炎导致终止治疗10例（0.2%）。15例痊愈，3例痊愈伴后遗症	应对患者肾功能的变化进行监测，并排除肾功能损伤的其他病因。对于≥2级肾炎患者应给予皮质类固醇治疗［初始剂量为1~2mg/（kg·d）泼尼松或等效剂量，之后逐渐减少剂量］
2级，肌酐＞ULN的1.5倍，且≤3倍	暂停使用，直至改善至0~1级
≥3级，肌酐＞ULN的3倍	永久停药
纳武利尤单抗	
已报道重度肾炎或肾功能障碍。肾炎或肾功能障碍的发生率为2.4%（72/2950）。分别有0.4%（11/2950）和＜0.1%（1/2950）的患者报道3级和4级病例。未报道5级肾炎或肾功能障碍病例。至发生的中位时间为2.3个月（范围：0~18.2月）。7名患者（0.2%）需要永久停用纳武利尤单抗	监测患者是否有肾炎和肾功能障碍的症状和体征。多数无症状患者出现血清肌酐升高。应排除疾病相关性病因19名患者接受高剂量皮质类固醇（至少40mg泼尼松等效剂量），中位起始剂量为0.8mg/kg（范围：0.5~3.6mg/kg），中位给药持续时间为2.9周（范围：0.1~67.0周）。有42名患者（61%）缓解，至缓解的中位时间为12.1周（范围：0.3~79.1+周）
2~3级肌酐升高	暂停用药，按照0.5~1mg/（kg·d）甲泼尼龙当量给予皮质类固醇治疗。如病情改善，可在皮质类固醇减量后重新开始纳武利尤单抗治疗。如病情恶化或无改善，永久停药，并将皮质类固醇剂量增加至1~2mg/（kg·d）甲泼尼龙当量

风险点描述	风险管控措施
4 级肌酐升高	永久停用，并按照 1~2mg/（kg·d）甲泼尼龙当量开始皮质类固醇治疗
特瑞普利单抗	
有肾炎报道。5 例（0.8%）患者出现免疫相关性肾炎，其中 2 级为 1 例（0.2%），3 级为 3 例（0.5%），4 级为 1 例（0.2%），无 5 级病例。至发生的中位时间为 3.0 个月（范围：0.7~10.6 月），中位持续时间为 0.7 个月（范围：0.1~14.8+ 月）。3 例（60.0%）患者病情缓解，中位缓解时间为 0.3 个月（范围：0.1~1.0 月）	应定期（每个月）监测患者肾功能的变化及肾炎相应的症状和体征。如发生免疫相关性肾炎，应增加肾功能检测频率。多数出现血清肌酐升高的患者无临床症状。应排除肾功能损伤的其他病因
2~3 级肌酐升高	暂停使用，直至改善至 0~1 级
4 级肌酐升高	永久停药
信迪利单抗	
有免疫相关性肾炎报道。2 例（0.4%）发生免疫相关性肾炎。其中 1 例（0.2%）为 3 级，至发生时间为 4.7 个月，持续时间为 1.8 个月	应定期（每个月）监测患者肾功能的变化及肾炎相应的症状和体征。如发生免疫相关性肾炎，应增加肾功能检测频率。多数出现血清肌酐升高的患者无临床症状。应排除肾功能损伤的其他病因。该患者永久停止本品治疗，接受了高剂量皮质类固醇治疗（≥ 40mg/d 泼尼松等效剂量），起始剂量为 55mg/d，至缓解时间为 1.3 个月
2~3 级肌酐升高	暂停使用，直至改善至 0~1 级
4 级肌酐升高	永久停药

风险点描述	风险管控措施
卡瑞利珠单抗	
有免疫相关性肾炎的报道。共 4 例（0.4%）发生免疫性肾炎。其中 3 级为 3 例（0.3%）。至免疫相关性肾炎发生的中位时间为 3.6 个月（范围：0.5~8.2 月），持续的中位时间是 2.6 个月（范围：0.5~13.8 月）。2 例（0.2%）患者永久停止本品治疗，2 例（0.2%）患者暂停本品治疗	应定期（每个月）监测肾功能的变化及肾炎相应的症状和体征。如发生免疫相关性肾炎，应增加肾功能检测频率。多数出现血肌酐升高的患者无临床症状。应排除肾功能损伤的其他病因。1 例患者接受了 60mg/d 泼尼松治疗，后逐步减量。50%（2/4）的患者病情缓解，至缓解的时间分别为 0.5 个月和 2.3 个月
2~3 级肌酐升高	暂停给药，直至不良反应恢复至 0~1 级
4 级肌酐升高	永久停药
替雷利珠单抗	
有免疫相关性肾炎报道。6 例（0.6%）患者出现免疫相关性肾炎，其中 3 级 2 例（0.2%），5 级 1 例（0.1%）。至免疫相关性肾炎发生的中位时间为 1.0 个月（范围：0.1~2.1 月）。中位持续时间为 6.7 个月（范围：0.3~9.4+ 月）。3 例（0.3%）患者永久停止本品治疗，3 例（0.3%）患者暂停给药	应定期（每个月）监测患者肾功能的变化及肾炎相应的症状和体征。如发生免疫相关性肾炎，应增加肾功能检测频率。多数出现血清肌酐升高的患者无临床症状。应排除肾功能损伤的其他病因。6 例中 4 例患者（66.7%）均接受高剂量皮质类固醇治疗（≥ 40mg/d 泼尼松等效剂量），中位起始剂量为 47.5mg/d（范围：20~80mg/d），中位给药持续时间为 1.4 个月（范围：0.03~16.0+ 月）。6 例中 2 例（33%）患者肾炎缓解，至缓解的中位时间为 1.9 个月（范围：0.9~6.7 月）

风险点描述	风险管控措施
2~3 级肌酐升高	暂停给药，直至不良反应恢复至 0~1 级
4 级肌酐升高	永久停药
度伐利尤单抗	
可导致免疫介导性肾炎，需要使用糖皮质激素治疗。已发生致死病例。在临床研究入组的 1889 例接受度伐利尤单抗治疗的各种癌症患者中，6.3% 的患者发生肾炎（肌酐或尿素升高、急性肾损伤、肾衰、肾小球滤过率降低、肾小管间质性肾炎、肌酐清除率降低、肾小球肾炎和肾炎），3 级（1.1%）、4 级（0.2%）和 5 级（0.1%）免疫介导性肾炎。中位发病时间为 2 个月（范围：1 天 ~14.2 月）。0.3% 的患者因肾炎中止度伐利尤单抗治疗。50% 患者的肾炎得到缓解。0.6% 的患者需要接受全身用糖皮质激素治疗，0.4% 需要接受高剂量糖皮质激素治疗	在度伐利尤单抗治疗前以及治疗期间定期监测患者是否存在肾功能检查异常
中度（2 级）或肌酐大于 1.5 至 3 倍的 ULN	暂停给药直至不良反应达到 1 级或缓解。给予泼尼松 1~2mg/（kg·d）或等效剂量，之后逐渐降低剂量
重度（3~4 级）或肌酐大于 3 倍的 ULN	永久停药
阿替利珠单抗	
观察到肾炎。小于 0.1%（3/3178）的接受阿替利珠单抗单药治疗的患者发生肾炎。中位发生时间为 13.1 个月（范围：9.0~17.5 月）2	应根据临床实际情况监测患者的肾功能变化

风险点描述	风险管控措施
例（＜0.1%）患者终止阿替利珠单抗治疗。1例患者需要使用皮质类固醇	
2级肌酐升高	暂停治疗，并应开始使用 1~2mg/（kg·d）泼尼松或等效剂量的全身皮质类固醇治疗。如果事件在 12 周内改善至 ≤ 1 级、皮质类固醇剂量减至 ≤ 10mg/d 泼尼松或等效剂量，则可恢复阿替利珠单抗治疗
3~4 级肌酐升高	永久停药

四、免疫相关性消化系统毒性

消化系统如胃肠道、肝脏作为人体重要的消化吸收、代谢解毒器官，同时也是重要的免疫相关器官，是免疫相关不良反应的常见受累系统。腹泻、结肠炎，该类药物的消化道不良反应发生率相对较低，与 CTLA-4 抑制剂合用会显著增高其腹泻、结肠炎的发生频率。严重腹泻、结肠炎在诊断延迟时会导致结肠穿孔和死亡。该类不良反应可发生于药物使用的任何时期，甚至治疗结束后数月均有可能发生。

该类不良反应处理原则是尽早识别、及时足量治疗、快速升级、改善预后。根据腹泻的次数进行严重程度分级，给予分层治疗。轻度（1级）不良反应时考虑停止 ICI 治疗，并进行对症处理。2级以上不良反应时应停止该类药物治疗并使用糖皮质激素，若2天内症状无缓解，考虑加用英夫利昔单抗，4级不良反应应永久停用该类药物。

表5-8 免疫相关性消化系统毒性风险管控建议

风险点描述	风险管控措施
帕博利珠单抗	
已报道结肠炎。结肠炎发生率1.8%（115例），2、3、4级病例分别有33例（0.5%）、66例（1.01%）和4例（0.1%）。发生的中位时间为4.3个月（范围：7天~24.3月）。中位持续时间为0.9个月（范围：1天~10.5+月）。结肠炎导致终止治疗31例（0.5%）。89例痊愈，2例痊愈伴后遗症	应对患者结肠炎的相关体征和症状进行监测，并排除其他可能病因 对于≥2级肠炎患者应给予皮质类固醇治疗［初始剂量为1~2mg/（kg·d）泼尼松或等效剂量，之后逐渐减少剂量］。应考虑胃肠穿孔的潜在风险
2~3级	暂停使用，直至改善至0~1级
4级或复发性3级	永久停药
纳武利尤单抗	
已报道重度腹泻或结肠炎。腹泻或结肠炎或排便频率增加的发生率为12.5%（369/2950）。3级病例为1.5%（45/2950）的3级病例。未报道4级或5级病例。至发生的中位时间为1.6个月（范围：0~26.6月）。永久停用本品的有21名患者（0.7%）	监测患者是否有腹泻和其他结肠炎症状，如腹痛和黏液便或血样便。应排除感染和疾病相关性病因。52名患者接受高剂量皮质类固醇（至少40mg泼尼松等效剂量），中位起始剂量为1.0mg/kg（范围：0.4~4.7mg/kg），中位给药持续时间为2.4周（范围：0.4~30.7周）。有319名患者（87%）缓解，至缓解的中位时间为2.3周（范围：0.1~124.4+周）

风险点描述	风险管控措施
2 级	暂停用药 若有持续腹泻或结肠炎，应按照 0.5~1mg/（kg·d）甲泼尼龙当量开始皮质类固醇治疗。如病情改善，可在皮质类固醇减量（若需要）后重新开始纳武利尤单抗治疗。如病情恶化或无改善，永久停用，并应将皮质类固醇剂量增加至 1~2mg/（kg·d）甲泼尼龙当量
3 级	暂停用药，按照 1~2mg/（kg·d）甲泼尼龙当量开始皮质类固醇治疗。如病情改善，可在皮质类固醇减量后重新开始纳武利尤单抗治疗。如病情恶化或无改善，永久停用
4 级	永久停用
特瑞普利单抗	
已报道腹泻。1 例患者（0.2%）出现 3 级免疫相关性腹泻，无结肠炎发生。至发生时间为 12.6 个月，持续时间为 0.1 个月	监测患者是否有腹泻和其他肠炎症状，如腹痛、黏液血便。需要排除感染和基础疾病相关的病因
2~3 级	暂停使用，直至改善至 0~1 级
4 级	永久停药
信迪利单抗	
已报道腹泻。发生 1 例（0.2%）3 级免疫相关性腹泻，无结肠炎发生。该患者的发生时间为 9.1 个月，未使用皮质类固醇治疗，持续时间为 0.7 个月，病情缓解	应监测患者是否有免疫相关性结肠炎相关症状和体征，如腹痛、腹泻、黏液便或血样便，并排除感染和疾病相关性病因
2~3 级	暂停使用，直至改善至 0~1 级

风险点描述	风险管控措施
4级	永久停药 应考虑肠穿孔的潜在风险，必要时行影像学和（或）内镜检查以确认
卡瑞利珠单抗	
已报道腹泻及结肠炎，包括致死病例。共 10 例发生了免疫相关性腹泻或结肠炎，其中 8 例（0.7%）发生免疫相关性腹泻，均为 3 级，1 例（0.1%）发生 3 级溃疡性结肠炎，1 例（0.1%）发生 5 级小肠结肠炎。至免疫相关性结肠炎发生的中位时间为 2.1 个月（范围: 0.1~14.8 月），持续的中位时间是 0.2 个月（范围: 0.1~1.1 月）。1 例（0.1%）患者永久停止本品治疗，2 例（0.2%）患者暂停本品治疗。	监测患者是否有免疫相关性结肠炎相关症状和体征，如腹痛、腹泻、黏液便或血样便，并排除感染和疾病相关性病因。考虑肠穿孔的潜在风险，必要时行影像学和（或）内镜检查以确认。2 例患者接受高剂量皮质类固醇（≥ 40mg/d 泼尼松等效剂量），给药起始剂量均为 100mg/d，给药持续时间分别为 0.1 个月和 1.7 个月。90%（9/10）的患者病情缓解，至缓解的中位时间为 0.2 个月（范围: 0.1~1.1 月）
2~3级	暂停给药，直至不良反应恢复至 0~1 级
4级	永久停药 考虑肠穿孔的潜在风险，必要时行影像学和（或）内镜检查以确认
替雷利珠单抗	
已报道腹泻及结肠炎。共 10 例（1.1%）发生了免疫相关性腹泻或结肠炎，其中 3 例（0.3%）发生免疫相关性腹泻，3 级为 2 例；7 例（0.7%）发生免疫相关性结肠炎，3 级为 4 例。至免疫相关性腹泻或结肠炎的中位发生时间为 1.1 个月（范围:	应监测患者是否有免疫相关性结肠炎相关症状和体征，如腹痛、腹泻、黏液便或血样便，并排除感染和基础疾病相关性病因。10 例中 5 例（50%）患者接受系统激素治疗，均为高剂量皮质类固醇治疗（≥ 40mg/d 泼尼松等效剂量），中位起始

风险点描述	风险管控措施
0.1~9.9月）。中位持续时间为0.4个月（范围：0.03~29.2+月）。有3例（0.3%）患者永久停止本品治疗，有3例（0.3%）患者暂停给药	剂量为62.5mg/d（范围：50~100mg/d），中位给药持续时间为0.5个月（范围：0.03~29.7+月）。10例中有6例（60%）患者腹泻或结肠炎缓解，至缓解的中位时间为0.3个月（范围：0.03~5.3月）
2~3级	暂停给药，直至不良反应恢复至0~1级
4级	永久停药。应考虑肠穿孔的潜在风险，必要时进行影像学和（或）内镜检查以确认
度伐利尤单抗	
本品可导致免疫介导性结肠炎，在临床研究入组的1889例接受度伐利尤单抗治疗的各种癌症患者中18%的患者发生了腹泻或结肠炎，包括3级（1%）和4级（0.1%）免疫介导性结肠炎。中位发病时间为1.4个月（范围：1天~14月）。0.4%的患者因腹泻或结肠炎中止度伐利尤单抗治疗。78%患者的腹泻或结肠炎得到了缓解。1.9%的患者需要接受全身用糖皮质激素治疗，1%需要接受高剂量糖皮质激素治疗，0.1%需要接受其他免疫抑制剂（例如英夫利西单抗、麦考酚酯）治疗	监测患者是否出现腹泻或结肠炎体征和症状。给予糖皮质激素治疗
2级	暂停给药直至不良反应达到1级或缓解。给予泼尼松1~2mg/（kg·d）或等效药物治疗，之后逐渐降低剂量

风险点描述	风险管控措施
3~4 级	永久停药
阿替利珠单抗	
观察到腹泻或结肠炎病例。1.1%（34/3178）的患者报道了结肠炎。至事件发生的中位时间为 4.7 个月（范围：0.5~17.2 个月）。中位持续时间为 1.2 个月（范围：0.1~17.8 月）。有 8（0.3%）例患者因结肠炎导致阿替利珠单抗治疗终止。有 0.6%（19/3178）的阿替利珠单抗治疗患者因结肠炎需要接受皮质类固醇治疗	根据临床实际情况监测患者的结肠炎体征和症状
2 级	暂停给药，如果症状持续超过 5 天或复发，则应开始 1~2mg/（kg·d）的泼尼松或等效剂量的治疗
3 级	暂停给药，应开始静脉输注皮质类固醇 [1~2mg/（kg·d）甲泼尼龙或等效剂量] 进行治疗。症状改善后，应开始使用 1~2mg/（kg·d）的泼尼松或等效剂量进行治疗。如果症状改善至 ≤ 1 级，则应在 ≥ 1 个月时间内逐渐减少皮质类固醇。如果事件在 12 周内改善至 ≤ 1 级、皮质类固醇剂量减至泼尼松每日 ≤ 10mg 或等效剂量，则可恢复阿替利珠单抗治疗
4 级	永久停药

五、免疫相关性肝毒性

免疫相关性肝毒性发生率约为 5%~10%，最早可于治疗后两周左右发病，联合其他免疫检查点抑制会增加肝毒性发生频率，并使得严重肝毒性反应发生时间提前，持续时间延长。免疫相关性肝毒性发生通常隐匿，可不伴随明显的临床表现，用药后定期监测肝功能有助于早期发现。

按照肝功能 ALT/AST 的升高水平和是否存在胆红素 /INR/ 白蛋白的异常进行分级。通常 G1 无需停药；G2 根据肝功能好转情况，可考虑择期恢复该类药物治疗；G3/G4 需考虑永久性停药。糖皮质激素是治疗肝毒性的主要药物，若糖皮质激素治疗无效，考虑增加吗替麦考酚酯。英夫利昔单抗有潜在的肝毒性，不推荐使用。

表 5-9　免疫相关性肝毒性风险管控建议

风险点描述	风险管控措施
帕博利珠单抗	
已报道肝炎。肝炎发生率 0.9%（57 例），2、3、4 级病例分别有 9 例（0.1%）、36 例（0.6%）和 9 例（0.1%）。至肝炎发生的中位时间为 2.8 个月（范围：8 天 ~21.4 月）。中位持续时间为 1.1 个月（范围: 1 天 ~20.9+ 月）。	应对患者肝功能的变化 [治疗开始时、治疗期间（定期）以及基于临床评估具有指征时] 和肝炎症状进行监测，并排除其他病因　≥ 3 级肝炎患者给予皮质类固醇治疗 [初始剂量为 1~2mg/（kg·d）泼尼松或等效剂量，之后逐渐减少剂量]

风险点描述	风险管控措施
肝炎导致终止治疗 24 例（0.4%）。39 例痊愈	
2 级，3ULN ＜ AST 或 ALT ≤ 5ULN 或 1.5 ＜ TBIL ≤ 3ULN	暂停给药，直至不良反应恢复至 0~1 级。给予皮质类固醇治疗［初始剂量为 0.5~1mg/（kg·d）泼尼松或等效剂量，之后逐渐减少剂量］
≥ 3 级，AST 或 ALT ＞ 5ULN，或 TBIL ＞ 3ULN	永久停药给予皮质类固醇治疗［初始剂量为 1~2mg/（kg·d）泼尼松或等效剂量，之后逐渐减少剂量］
对于开始治疗 2 级 AST 或 ALT 升高的肝转移患者，AST 或 ALT 较基线升高 ≥ 50% 且持续 ≥ 1 周	永久停药
纳武利尤单抗	
已报道重度肝炎。肝功能检查异常的发生率为 6.5%（193/2950）。分别有 1.6%（48/2950）和 0.3%（9/2950）的 3 级和 4 级病例。未报道 5 级病例。至发生的中位时间为 1.9 个月（范围：0~27.6 月）。28 名患者（0.9%）需要永久停用纳武利尤单抗	监测患者是否有肝炎的症状和体征，如转氨酶和总胆红素升高。应排除感染和疾病相关性病因。38 名患者接受高剂量皮质类固醇（至少 40mg 泼尼松等效剂量），中位起始剂量为 1.2mg/kg（范围：0.4~4.7mg/kg），中位给药持续时间为 2.7 周（范围：0.1~22.1 周）。有 146 名患者（76%）缓解，至缓解的中位时间为 16.1 周（范围：0.1~82.6+ 周）
2 级，3ULN ＜ AST 或 ALT ≤ 5ULN 或 1.5 ＜ TBIL ≤ 3ULN	暂停用药若该类实验室数值持续升高，应按照 0.5~1mg/（kg·d）甲泼尼龙当量给予皮质类固醇治疗。如病情改善，可在皮质类固醇减量（若需要）后重新开始纳武利尤单抗治疗。如病情恶化或无改善，则应将皮质类固醇剂量增加至 1~2mg/（kg·d）

风险点描述	风险管控措施
	甲泼尼龙当量，并必须永久停止纳武利尤单抗治疗
3~4 级，AST、ALT 或 TBIL 升高	永久停药，按照 1~2mg/（kg·d）甲泼尼龙当量开始皮质类固醇治疗

特瑞普利单抗

有肝炎的报道，包括死亡病例。有 21 例（3.5%）患者出现免疫相关性肝炎，其中 3 级为 12 例（2.0%），4 级为 6 例（1.0%），5 级为 1 例（0.2%）。至发生的中位时间为 1.4 个月（范围：0.1~8.4 月），中位持续时间为 1.6 个月（范围：0.1~15.3+ 月）。有 10 例（1.7%）患者需要永久停用本品，4 例（0.7%）患者需要暂停本品	定期（每个月）监测患者肝功能的变化及肝炎相应的症状和体征，并排除感染及与基础疾病相关的病因。如发生免疫相关性肝炎，应增加肝功能检测频率。2 例（9.5%）患者接受了皮质类固醇治疗，泼尼松中位起始剂量为 62.5mg（范围：62.5~80.0mg），中位给药持续时间为 10.0 天（范围：8.0~10.0 天），均为高剂量（≥ 40mg/d 泼尼松等效剂量）皮质类固醇治疗。8 例（38.1%）患者病情缓解，中位缓解时间为 0.9 个月（范围：0.2~5.3 月）
2 级，3ULN < AST 或 ALT ≤ 5ULN 或 1.5 < TBIL ≤ 3ULN	暂停使用，直至改善至 0~1 级
3~4 级，AST 或 ALT > 5ULN，或 TBIL > 3ULN	永久停药

信迪利单抗

有免疫相关性肝炎报道。共 19 例（3.5%）发生免疫相关性肝功能异常，其中 3 级为 15 例（2.8%），4 级为 2 例（0.4%）。至免疫相关性	应定期（每个月）监测患者肝功能的变化及肝炎相应的症状和体征，并排除感染及与基础疾病相关的病因。如发生免疫相关性肝炎，应增加肝功能检测频率。19 例中

风险点描述	风险管控措施
肝炎发生的中位时间为1.0个月（范围：0.6~8.4月），中位持续时间为1.9个月（范围：0.1~17.1月）。3例（0.6%）患者永久停止本品治疗，6例（1.1%）患者暂停本品治疗	6例（31.6%）患者接受高剂量皮质类固醇治疗（≥40mg/d泼尼松等效剂量），中位起始剂量为41.7mg/d（范围：10.0~133.3mg/d），中位给药持续时间为1.6个月（范围：0.03~13.0月）。19例中8例（42.1%）患者缓解，至缓解的中位时间为0.9个月（范围：0.4~4.7月），9例（47.4%）患者症状持续
2级，3ULN < AST或ALT ≤ 5ULN或1.5ULN < TBIL ≤ 3ULN	暂停使用，直至改善至0~1级
3~4级，AST或ALT > 5ULN，或TBIL > 3ULN	永久停药
卡瑞利珠单抗	
有免疫相关性肝炎的报道，包括致死病例。共105例（9.4%）发生免疫相关性肝炎。其中3级为82例（7.3%），4级为14例（1.3%），5级为7例（0.6%）。至免疫相关性肝炎发生的中位时间为1.5个月（范围：0~19.7月），持续的中位时间是1.2个月（范围：0~22.1月）。16例（1.4%）患者永久停止本品治疗，33例（3.0%）患者暂停本品治疗	应定期（每个月）监测患者肝功能的变化及肝炎相应的症状和体征，并排除感染及与基础疾病相关的病因。如发生免疫相关性肝炎，应增加肝功能检测频率。11例患者接受了高剂量皮质类固醇（≥40mg/d泼尼松等效剂量），中位起始剂量为80mg/d（范围：50~150mg/d），中位给药持续时间为0.4个月（范围：0.0~2.9月）。34.3%（36/105）的患者病情缓解，至缓解的中位时间为1.0个月（范围：0.1~8.2月）
非肝细胞癌患者：2级，3ULN < AST或ALT ≤ 5ULN或1.5ULN < TBIL ≤ 3ULN	暂停给药，直至不良反应恢复至0~1级

风险点描述	风险管控措施
非肝细胞癌患者：3~4 级，AST、ALT > 5ULN，或 TBIL > 3ULN	永久停药
肝细胞癌患者：AST 或 ALT：3~5ULN，若基线状态在正常范围内 AST 或 ALT：5~10ULN，若基线状态 AST 或 ALT 在 1~3ULN AST 或 ALT：8~10ULN，若基线状态在 3~5ULN TBIL：1.5~3ULN	暂停给药，直至不良反应恢复至 0~1 级或者至基线状态后恢复给药
肝细胞癌患者：AST 或 ALT：> 5ULN，若基线状态在正常范围内 AST 或 ALT：> 10ULN，若基线状态 > ULN TBIL > 3ULN	永久停药

替雷利珠单抗

有免疫相关性肝炎报道。共 20 例（2.1%）发生免疫相关性肝炎，其中 3 级为 11 例（1.2%），5 级 2 例（0.2%）。至免疫相关性肝炎发生的中位时间为 1.4 个月（范围：0.3~11.8 月），中位持续时间为 0.9 个月（范围：0.03~16.5+ 月）。5 例（0.5%）患者永久停止本品治疗，9 例（1.0%）患者暂停给药	定期（每个月）监测患者肝功能的变化及肝炎相应的症状和体征，并排除感染与基础疾病相关的病因。如发生免疫相关性肝炎，应增加肝功能检测频率。20 例中 13 例（65.0%）患者接受系统激素治疗，中位起始剂量为 60mg/d 泼尼松等效剂量（范围：30~156.3mg/d），中位给药持续时间为 0.8 个月（范围：0.03~6.0+ 月）；20 例中 12 例（60.0%）患者接受高剂量皮质类固醇治疗（≥ 40mg/d 泼尼松等效剂量）。20 例中 9 例（45%）患者肝炎缓解，至缓解的中位时间为 0.6 个月（范围：0.1~3.6 月）

风险点描述	风险管控措施
2 级，3ULN $<$ AST 或 ALT $\leqslant$ 5ULN 或 1.5ULN $<$ TBIL $\leqslant$ 3ULN	暂停给药，直至不良反应恢复至 0~1 级
3 级，5ULN $<$ AST 或 ALT $\leqslant$ 20ULN，或 3ULN $<$ TBIL $\leqslant$ 10ULN 4 级，ALT 或 AST $>$ 20ULN，或 TBIL $>$ 10ULN	永久停药

度伐利尤单抗

风险点描述	风险管控措施
本品可导致免疫介导性肝炎，定义为需要使用糖皮质激素治疗。已有致死病例报道。在临床研究入组的 1889 例接受度伐利尤单抗治疗的各种癌症患者中，12% 的患者发生了肝炎，包括 3 级（4.4%）、4 级（0.4%）和 5 级（0.2%）免疫介导性肝炎。中位发病时间为 1.2 个月（范围：1 天~13.6 月）。1889 例患者中，0.7% 的患者因肝炎中止度伐利尤单抗治疗，49% 患者的肝炎得到缓解。2.7% 的患者需要接受全身用糖皮质激素治疗，1.7% 需要接受高剂量糖皮质激素治疗，0.1% 需要接受麦考酚酯治疗	在度伐利尤单抗治疗期间和中止度伐利尤单抗治疗后，监测患者是否出现肝炎体征和症状，包括临床生化监测。给予糖皮质激素治疗
［2 级或更高的 ALT、AST 和（或）TBIL 升高］ 3ULN $<$ AST 或 ALT $\leqslant$ 8ULN 或 1.5ULN $<$ TBIL $\leqslant$ 5ULN	暂停给药直至不良反应达到 1 级或缓解。给予泼尼松 1~2mg/（kg·d）或等效药物治疗，之后逐渐降低剂量

风险点描述	风险管控措施
ALT 或 AST > 8ULN 或 TBIL > 5ULN ALT 或 AST > 3ULN 且 TBIL > 2ULN，无其他原因	永久停药
阿替利珠单抗	
观察到肝炎病例，其中有一些导致死亡。2.0%（62/3178）的患者报道了肝炎。其中 2 例事件导致死亡。至事件发生的中位时间为 1.5 个月（范围：0.2~18.8 月）。中位持续时间为 2.1 个月（范围：0~22.0 月）。有 6（0.2%）例患者因肝炎导致阿替利珠单抗治疗终止。有 0.6%（18/3178）的阿替利珠单抗治疗患者因肝炎需要接受皮质类固醇治疗	应根据临床实际情况监测患者的肝炎体征和症状。在阿替利珠单抗治疗之前对天冬氨酸氨基转移酶（AST）、丙氨酸氨基转移酶（ALT）和胆红素进行监测，并在阿替利珠单抗治疗期间进行定期监测。对于基线肝功能检查（LFT）异常的患者，应考虑给予适当的管理
非肝细胞癌患者： 2 级，3ULN < AST 或 ALT ≤ 5ULN 或 1.5ULN < TBIL ≤ 3ULN	暂停给药，并开始 1~2mg/（kg·d）泼尼松或等效剂量的治疗。如果事件改善至 ≤ 1 级，则应在 ≥ 1 个月时间内逐渐减少皮质类固醇。如果事件在 12 周内改善至 ≤ 1 级、皮质类固醇剂量减至 ≤ 10mg/d 泼尼松或等效剂量，则可恢复阿替利珠单抗治疗
非肝细胞癌患者： 3~4 级，ALT 或 AST > 5.0ULN 或 TBIL > 3ULN	永久停药
肝细胞癌患者： 如果基线时 ALT 或 AST 在正常范围内，之后升高至 3ULN < ALT 或 AST ≤ 10ULN	暂停给药，并开始 1~2mg/（kg·d）泼尼松或等效剂量的治疗。如果事件在 12 周内改善至 ≤ 1 级、皮质类固醇剂量减至 ≤ 10mg/d 泼尼松

续表

风险点描述	风险管控措施
如果基线时 ULN < ALT 或 AST ≤ 3ULN，之后升高至 5ULN < ALT 或 AST ≤ 10ULN 如果基线时 3ULN < ALT 或 AST ≤ 5ULN，之后升高至 8ULN < ALT 或 AST ≤ 10ULN	或等效剂量，则可恢复阿替利珠单抗治疗
如果 ALT 或 AST 升高至 > 10ULN 或 TBIL 升高至 > 3ULN	永久停药

六、免疫相关性内分泌疾病

免疫相关性内分泌系统毒性多为迟发型。中位发生时间为用药开始后 9 周（5~36 周），常见不良反应为甲状腺功能异常和垂体炎，也可累及肾上腺、胰腺和甲状旁腺，表现为原发性肾上腺皮质功能减退症、自身免疫性糖尿病和甲状旁腺功能减退症。内分泌功能的恢复往往需要较长的时间，如果不及时治疗甚至危及生命，因此需要早期识别并给予适当处理。内分泌系统不良反应处理将激素替代治疗作为重要手段，通常不用停止该类药物治疗。

（一）甲状腺功能异常

甲状腺功能异常多见于使用 PD-1 抑制剂患者，与其他免疫检查点抑制剂联合使用会增加甲状腺功能异常发生风险，发生时间约为治疗后 6 周。患者一般没有症状或症状轻微，大多数因症状来就诊的患者首发表现是甲状腺毒症，如心动过速、多汗、腹泻和体重下降。甲状腺功能减退的临床表现包括疲劳、乏力、便秘、畏寒、皮肤干燥和体重增加。一般情况下，无症状患者可继续给予该类药物治疗，定期检查甲状腺功能。若患者出现疲劳或其他甲状腺功能减退的症状，则需考虑应用甲状腺激素。而对于存在甲状腺功能亢进症状的患者，需应用 β 受体阻滞剂，如普萘洛尔、阿替洛尔，并进行甲状腺抗体、甲状腺核素扫描等相关检查。当 TSH 受体抗体为阳性时，可能需要考虑给予卡比马唑抗甲状腺治疗。若患者表现为甲状腺炎且伴疼痛，则考虑给予皮质类固醇激素治疗。在症状得到控制或消失前，患者需停止该类药物治疗。

表 5-10　免疫相关性甲状腺功能异常的风险管控建议

风险点描述	风险管控措施
帕博利珠单抗	
已报道甲状腺功能减退、甲状腺功能亢进和及甲状腺炎，可在治疗过程中的任何时间发生	应对患者甲状腺功能的变化［治疗开始时、治疗期间（定期）以及基于临床评估具有指征时］及甲状腺疾病的临床体征和症状进行监测
甲状腺功能减退发生率 11.0%（696 例），2、3 级病例分别有 513 例（8.1%）、8 例（0.1%）。至甲状腺功能减退发生的中位时间为 3.4 个月（范围：1 天~20.5 月）。未达到中位持续时间（范围：26 天~32.6+ 月）。甲状腺功能减退导致终止治疗 2 例（＜0.1%）。159 例痊愈，10 例痊愈伴后遗症	可以使用激素替代治疗，无需中断帕博利珠单抗治疗或使用皮质类固醇
已报道甲状腺功能亢进。甲状腺功能亢进发生率 4.1%（263 例），2、3 级病例分别有 68 例（1.1%）、7 例（0.1%）。至甲状腺功能亢进发生的中位时间为 1.4 个月（范围：1 天~23.2 月）。中位持续时间为 1.9 个月（范围：4 天~29.2+ 月）。甲状腺功能亢进导致终止治疗 32 例（＜0.1%）。207 例痊愈，5 例痊愈伴后遗症	对症处理
≥ 3 级甲状腺功能亢进	停药，直至恢复至 ≤ 1 级。对于 3 级或 4 级甲状腺功能亢进改善至 2 级或更低的患者，如果需要，可考虑在皮质类固醇剂量降低后继续使用帕博利珠单抗。应监测甲状腺功能和激素水平，以保证适当激素替代治疗

风险点描述	风险管控措施
纳武利尤单抗	
症状性 2~3 级甲状腺功能减退、甲状腺功能亢进	甲状腺功能减退: 暂停用药, 根据需要开始甲状腺激素替代治疗 甲状腺功能亢进: 暂停用药, 根据需要给予抗甲状腺药物 如果怀疑有甲状腺急性炎症, 也应考虑按照 1~2mg/（kg·d）甲泼尼龙当量开始皮质类固醇治疗。如病情改善, 可在皮质类固醇减量（若需要）后重新开始纳武利尤单抗治疗。应继续监测甲状腺功能, 以确保采用适当的激素替代治疗。对于危及生命的甲状腺功能亢进或甲状腺功能减退, 永久停用
4 级甲状腺功能减退 4 级甲状腺功能亢进	永久停用
特瑞普利单抗	
有甲状腺功能紊乱的报道, 包括甲状腺功能亢进、甲状腺功能减退及甲状腺炎。共有 77 例（12.9%）患者发生甲状腺功能减退, 无 3 级及以上病例。至甲状腺功能减退发生的中位时间为 2.8 个月（范围: 0.3~14.0 月）, 中位持续时间为 7.2 个月（范围: 0.3~17.4+ 月）。2 例（0.3%）患者需要永久停用本品, 1 例（0.2%）患者需要暂停本品 共有 29 例（4.8%）患者发生甲状腺功能亢进, 无 3 级及以上病例。	应密切监测患者甲状腺功能的变化及相应的临床症状和体征。45 例（58.4%）患者接受了甲状腺激素替代治疗, 其中 36 例（46.8%）患者需要持续接受甲状腺激素替代治疗。20 例（26.0%）患者病情缓解, 中位缓解时间为 1.5 个月（范围: 0.3~8.3 月）。2 例（6.9%）患者持续接受抗甲状腺药物治疗。19 例（65.5%）患者病情缓解,

风险点描述	风险管控措施
至甲状腺功能亢进发生的中位时间为 1.8 个月（范围：0.5~17.6 月），中位持续时间为 1.4 个月（范围：0.4~21.4+ 月）。无患者需要永久停用本品，2 例（0.3%）患者需要暂停本品	缓解时间为 1.3 个月（范围：0.4~7.5 月）。如果怀疑有甲状腺急性炎症，可考虑暂停本品并给予激素治疗。当甲状腺功能减退或甲状腺功能亢进的症状改善及甲状腺功能检查恢复，可根据临床需要重新开始本品治疗
症状性 2~3 级甲状腺功能减退	暂停本品治疗，并根据需要开始甲状腺激素替代治疗
症状性 2~3 级甲状腺功能亢进	暂停本品治疗，并根据需要给予抗甲状腺药物
4 级甲状腺功能减退	永久停药 应继续监测甲状腺功能，确保恰当的激素替代治疗
信迪利单抗	
有甲状腺、甲状旁腺功能紊乱的报道，包括甲状腺功能亢进、甲状腺功能减退、甲状腺炎、甲状腺肿块、甲状腺肿、甲状旁腺功能减退症和甲状旁腺功能亢进症。共 46 例（8.5%）发生甲状腺功能减退，3 级为 1 例（0.2%）。至发生的中位时间为 2.8 个月（范围：0.7~8.4 月），中位持续时间为 2.1 个月（范围：0.5~13.1 月）。1 例（0.2%）患者暂停本品治疗。共 23 例（4.3%）发生甲状腺功能亢进，均为 1~2 级。1 例（0.2%）患者暂停本品治疗，2 例（0.4%）患者使用抗甲状腺药物治疗。23 例中 16 例（69.6%）患者缓解，至缓解的中位时间 1.1 个月（范围：0.3~3.5 月），7 例	应密切监测患者甲状腺功能的变化及相应的临床症状和体征。发生甲状旁腺疾病时，应监测甲状旁腺功能和血钙水平。46 例中 24 例（52.2%）患者使用甲状腺激素替代治疗，22 例（47.8%）患者缓解，至缓解的中位时间为 1.2 个月（范围：0.7~13.1 月）

风险点描述	风险管控措施
（30.4%）患者尚未缓解。共11例（2.0%）发生其他甲状腺疾病，其中包括：甲状腺炎8例（1.5%），1级为7例（1.3%），2级为1例（0.2%），其中4例伴甲状腺功能减退；甲状腺肿块3例（0.6%），均为1级，其中1例同时合并1级甲状腺炎；甲状腺肿1级1例（0.2%），伴甲状腺功能亢进。在接受本品治疗的患者中，发生甲状旁腺功能减退1级1例（0.2%）；甲状旁腺功能亢进1级1例（0.2%）	
症状性2~3级甲状腺功能亢进	暂停本品治疗，并根据需要给予抗甲状腺药物。如果怀疑有甲状腺急性炎症，可考虑暂停本品治疗并给予皮质类固醇治疗。当甲状腺功能减退或甲状腺功能亢进的症状改善及甲状腺功能检查恢复，可根据临床需要重新开始本品治疗
4级甲状腺功能亢进或甲状腺功能减退	永久停止本品治疗。应继续监测甲状腺功能，确保恰当的激素替代治疗
症状性2~3级甲状旁腺功能异常	暂停本品治疗
4级甲状旁腺功能异常	永久停止本品治疗

卡瑞利珠单抗

风险点描述	风险管控措施
有甲状腺功能紊乱的报道，包括甲状腺功能亢进、甲状腺功能减退及甲状腺炎。共271例（24.3%）发生甲状腺功能减退，均为1~2级。6例（0.5%）患者暂停本品治疗。	106例发生甲状腺功能减退接受甲状腺激素替代治疗。38%（103/271）的患者病情缓解，至缓解的中位时间为1.7个月（范围：0.2~21.1

风险点描述	风险管控措施
共 81 例（7.3%）发生甲状腺功能亢进，均为 1~2 级。至甲状腺功能亢进发生的中位时间是 1.8 个月（范围：0.7~16.6 月），持续的中位时间是 1.5 个月（范围：0.1~19.3 月）。1 例（0.1%）患者暂停本品治疗。共 3 例（0.3%）发生甲状腺炎，均为 1~2 级。至甲状腺炎发生的中位时间是 5.5 个月（范围：2.3~6.9 月），持续的中位时间是 14.8 个月（范围：1.2~16.3 月）	月）。15 例发生甲状腺功能亢进患者接受抗甲状腺药物治疗。79%（64/81）的患者病情缓解，至缓解的中位时间为 1.4 个月（范围：0.2~10.3 月）。3 例发生甲状腺炎患者中，1 例 2 级甲状腺炎类型不详，合并甲亢 2 级，暂停用药两次，经小剂量皮质类固醇（甲泼尼龙片 8mg/d 起，后续逐渐减量）治疗后，甲状腺炎及甲状腺功能亢进均恢复，并恢复研究用药；1 例促甲状腺激素（TSH）升高，T4 降低的桥本甲状腺炎无纠正治疗；1 例甲状腺炎类型不详，无甲状腺功能改变。33.3%（1/3）的患者病情缓解，至缓解的时间为 1.3 个月。应密切监测患者甲状腺功能的变化及相应的临床症状和体征
症状性 2~3 级甲状腺功能减退	暂停本品治疗，并根据需要开始甲状腺激素替代治疗。症状改善及甲状腺功能检查恢复，可根据临床需要重新开始本品治疗
症状性 2~3 级甲状腺功能亢进	暂停本品治疗，并根据需要给予抗甲状腺药物。症状改善及甲状腺功能检查恢复，可根据临床需要重新开始本品治疗
危及生命的甲状腺功能亢进或甲状腺功能减退	永久停用本品应继续监测甲状腺功能，确保恰当的激素替代治疗

风险点描述	风险管控措施
有甲状腺急性炎症	可考虑暂停本品并给予激素治疗

替雷利珠单抗

有甲状腺功能紊乱的报道，包括甲状腺功能亢进、甲状腺功能减退及甲状腺炎。共70例（7.5%）发生甲状腺功能减退，均为1~2级。至发生的中位时间为3.5个月（范围：0.7~24.1月）。没有患者永久停止本品治疗，2例（0.2%）患者暂停给药。共35例（3.7%）发生甲状腺功能亢进，其中3级为1例（0.1%）。至发生的中位时间为1.4个月（范围：0.6~9.0月），中位持续时间为1.8个月（范围：0.3~30.2+月）。1例（0.1%）患者永久停止本品治疗，2例（0.2%）患者暂停给药，共9例（1.0%）发生甲状腺炎，均为1~2级。至发生的中位时间为0.9个月（范围：0.7~20.7月）。2例（0.2%）患者暂停给药，无患者永久停止本品治疗	密切监测患者甲状腺功能的变化及相应的临床症状和体征。70例中2例（2.9%）患者接受系统激素治疗，起始剂量为10mg/d，中位给药持续时间为1.6个月（范围：0.4~4.8+月），无患者接受高剂量皮质类固醇治疗。70例中52例（74.3%）患者使用甲状腺激素替代治疗；12例（17.1%）患者缓解，至缓解的中位时间为1.7个月（范围：0.7~5.6月）。35例中1例患者接受系统激素治疗，起始剂量为20mg/d，给药持续时间为0.8个月。35例中有12例（34.3%）患者使用抗甲状腺药物治疗。35例中28例（80%）患者缓解，至缓解的中位时间1.4个月（范围：0.3~3.5月）。9例中1例患者接受系统激素治疗，起始剂量为15mg/d，给药持续时间为1.2个月。3例（33.3%）患者使用甲状腺激素替代治疗并缓解，至缓解的中位时间为1.4个月（范围：1.0~2.5月）

风险点描述	风险管控措施
2~3 级甲状腺功能减退 2~3 级甲状腺功能亢进	暂停给药，直至不良反应恢复至 0~1 级，并根据需要开始甲状腺激素替代治疗。如果怀疑有甲状腺急性炎症，可考虑暂停本品治疗并给予皮质类固醇治疗。当甲状腺功能减退或甲状腺功能亢进的症状改善及甲状腺功能检查恢复，可根据临床需要重新开始本品治疗
4 级甲状腺功能减退 4 级甲状腺功能亢进	永久停药。应继续监测甲状腺功能，确保恰当的激素替代治疗

度伐利尤单抗

在临床研究入组的 1889 例接受度伐利尤单抗治疗的患者中，11% 的患者发生甲状腺功能减退，7% 的患者发生甲状腺功能亢进，0.9% 的患者发生甲状腺炎，包括 3 级（< 0.1%）甲状腺炎。25% 的患者在发生甲状腺功能减退之前出现过甲状腺炎或甲亢	在度伐利尤单抗治疗前以及治疗期间定期监测甲状腺功能。根据临床指征开始激素替代疗法或甲亢的医学处理。如出现甲状腺功能减退，继续度伐利尤单抗治疗，如出现甲状腺功能亢进，根据严重程度中断治疗
2~4 级甲状腺功能异常	暂停给药直至临床上疾病稳定

阿替利珠单抗

5.2%（164/3178）的患者报道了甲状腺功能减退症，至事件发生的中位时间为 4.9 个月（范围：0~31.3 月）；0.9%（30/3178）的患者报道了甲状腺功能亢进症，至事件发生的中位时间为 2.1 个月（范围：0.7~15.7 月）。4.9%（23/473）的	

风险点描述	风险管控措施
接受阿替利珠单抗联合卡铂和白蛋白结合型紫杉醇治疗的患者发生甲状腺功能亢进。1 例（0.2%）患者因甲状腺功能亢进而停药	
甲状腺功能异常的无症状患者	可以接受阿替利珠单抗治疗
症状性甲状腺功能减退症（2~4级）	暂停给药，开始甲状腺激素替代疗法。当症状得到控制并且甲状腺功能改善时，可以恢复使用阿替利珠单抗治疗
症状性甲状腺功能亢进症（2~4级）	暂停给药，根据需要开始抗甲状腺治疗。当症状得到控制并且甲状腺功能改善时，可以恢复使用阿替利珠单抗治疗

（二）垂体炎

垂体炎多见于与 CTLA-4 抑制剂联合使用的 PD-1/PD-L1 抑制剂类药物，发生时间约为首次用药后 6~14 周，常见的临床表现有头痛、乏力，其他表现包括记忆力下降、视力损害、眩晕、厌食、恶心、腹泻、心动过速、低血压、性功能下降、闭经等，大多数患者可以出现多种垂体激素缺乏，可继发性甲状腺功能减退、低促性腺激素性性腺功能减退和继发性肾上腺皮质功能减退。对于发生 2 级以上垂体炎的患者，需要中断该类药物治疗并给予激素替代治疗，同时评估垂体轴的功能，行垂体核磁检查以除外脑转移，并请内分泌科医师协助治疗。若患者存在头痛或其他神经精神系统症状，则需给予大剂量皮质类固醇激素治疗，头痛患者可给予对乙酰氨基酚对症止疼治疗。

表5-11　免疫相关性垂体炎风险管控建议

风险点描述	风险管控措施
帕博利珠单抗	
垂体炎发生率0.6%（39例），2、3、4级分别为14例（0.2%）、21例（0.3%）、1例（<0.1%）。至发生中位时间为5.6个月（范围：1天~17.7月）。中位持续时间为3.3个月（范围：3天~20+月）。导致终止治疗8例（0.1%）。18例痊愈，9例痊愈伴后遗症	对患者的体征和症状进行监测，并排除其他病因。根据临床指征给予皮质类固醇和其他激素替代疗法治疗继发性肾上腺功能不全。症状性垂体炎应暂停使用帕博利珠单抗，直到经激素替代治疗后病情得到控制。如果需要，可考虑在逐渐降低皮质类固醇剂量后继续使用帕博利珠单抗。应继续监测垂体功能和激素水平，以确保采用适当的激素替代治疗
纳武利尤单抗	
症状性2~3级垂体炎	暂停用药，并根据需要开始激素替代治疗。如果怀疑有垂体急性炎症，也应考虑按照1~2mg/（kg·d）甲泼尼龙当量开始皮质类固醇治疗。如病情改善，可在皮质类固醇减量（若需要）后重新开始纳武利尤单抗治疗
4级垂体炎	永久停用 应继续监测垂体功能和激素水平，以确保采用适当的激素替代治疗

风险点描述	风险管控措施
特瑞普利单抗	
有垂体炎的报道。1例（0.2%）患者出现3级免疫相关性垂体炎。至发生时间为7.4个月，持续时间为3.7+个月	应密切监测垂体炎患者的症状和体征（包括垂体功能减退和继发性肾上腺功能不全），并排除其他病因。该例患者永久停用本品治疗，持续接受5mg泼尼松替代治疗，病情稳定
症状性2~3级垂体炎	暂停给药并根据临床需要给予激素替代治疗。如果怀疑急性垂体炎，可给予皮质类固醇治疗
危及生命的4级垂体炎	永久停用本品。应继续监测肾上腺功能和皮质激素水平，确保恰当的皮质类固醇替代治疗
信迪利单抗	
有垂体炎的报道。共2例（0.4%）发生垂体炎，1级和2级各有1例（0.2%）。至发生时间分别为1.4个月和6.9个月，2例患者均尚未缓解	应对垂体炎患者的体征和症状进行监测（包括垂体功能减退和继发性肾上腺功能不全），并排除其他病因。监测和评估垂体相关的激素水平，必要时行功能试验，考虑垂体MRI检查和自身免疫性抗体检查
症状性2~3级垂体炎	暂停本品治疗，并根据临床需要给予激素替代治疗。如果怀疑急性垂体炎，可给予皮质类固醇治疗
4级垂体炎	永久停止本品治疗。应继续监测垂体功能、肾上腺功能和激素水平，根据临床指征给予皮质类固醇和其他激素替代疗法
卡瑞利珠单抗	
有垂体炎的报道。共1例（0.1%）发生1级垂体炎。至垂体炎发生的时间是1.9个月，持续的时间是3.8月，未发生缓解	密切监测垂体炎患者的症状和体征（包括垂体功能减退和继发性肾上腺功能不全），并排除其他病因

风险点描述	风险管控措施
症状性 2~3 级垂体炎	暂停给药并根据临床需要给予激素替代治疗
危及生命的 4 级垂体炎	永久停用本品 应继续监测肾上腺功能和皮质激素水平，确保恰当的皮质类固醇替代治疗
怀疑急性垂体炎	可给予皮质类固醇治疗
替雷利珠单抗	
偶见	对垂体炎患者的体征和症状进行监测（包括垂体功能减退和继发性肾上腺功能不全），并排除其他病因。监测和评估垂体相关的激素水平，必要时进行功能试验，考虑垂体 MRI 检查和自身免疫性抗体检查
2~3 级垂体炎	暂停给药，直至不良反应恢复至 0~1 级，并根据临床需要给予激素替代治疗。如果怀疑急性垂体炎，可给予皮质类固醇治疗
4 级垂体炎	永久停药。应继续监测垂体功能、肾上腺功能和激素水平，根据临床指征给予皮质类固醇和其他激素替代疗法
度伐利尤单抗	
在临床研究中接受度伐利尤单抗治疗的 1889 例患者中，< 0.1% 的患者出现垂体功能减退症导致的肾上腺功能不全和尿崩症	
2~4 级垂体炎	暂停给药直至临床上疾病稳定 给予泼尼松 1~2mg/（kg·d）或等效药物治疗，之后根据临床指征逐渐降低糖皮质激素剂量并使用激素替代治疗。根据严重程度中断度伐利尤单抗治疗

风险点描述	风险管控措施
阿替利珠单抗	
＜ 0.1%（2/3178）的患者报道了垂体炎，中位事件发生时间为7.2个月（范围：0.8~13.7月）。1例患者需要使用皮质类固醇，并且终止阿替利珠单抗治疗 接受阿替利珠单抗联合贝伐珠单抗、紫杉醇和卡铂治疗的患者中，0.8%（3/393）的患者报道了垂体炎。至事件发生的中位时间为7.7个月（范围：5.0~8.8月）。两例患者均需要使用皮质类固醇。一例患者因垂体炎终止治疗	
2~3 级垂体炎	暂停给药，并应开始静脉输注皮质类固醇［1~2mg/（kg·d）甲泼尼龙或等效剂量］进行治疗，并根据需要使用激素替代性治疗。一旦症状改善，可改为 1~2mg/（kg·d）泼尼松或等效剂量口服治疗。如果症状改善至 ≤ 1 级，则应在 ≥ 1 个月时间内逐渐减少皮质类固醇 如果事件在 12 周内改善至 ≤ 1 级、皮质类固醇剂量减至 ≤ 10mg/d 泼尼松或等效剂量，并且患者接受替代治疗（如果需要）情况稳定，则可恢复治疗
4 级垂体炎	永久停药

（三）原发性肾上腺皮质功能减退

原发性肾上腺皮质功能减退多见于与 CTLA-4 抑制剂联合使用的 PD-1/PD-L1 抑制剂类药物。患者表现为：乏力、血容量不足、低血压、低钠血症、高钾血症、低血糖、发热、腹痛、皮肤色素沉着、体重下降等。若患者无明显临床表现，可继续治疗，给予氢化可的松 10~30mg/d，分 2 次口服；若患者出现相关症状（如乏力、厌食）但未出现血流动力学不稳定时，需停用该类药物治疗，并给予氢化可的松 10~30mg/d，分 2 次口服；若患者发生肾上腺危象（如低血压休克、脱水、意识障碍、腹痛、呕吐、发热等），应停止免疫调节治疗，静脉给予氢化可的松 100mg 每 8 小时 1 次；若诊断原发性肾上腺皮质功能减退，还需补充盐皮质激素。由于肾上腺皮质功能减退很难恢复，患者通常需要长期激素替代治疗。

表 5-12　原发性肾上腺皮质功能减退风险管控建议

风险点描述	风险管控措施
帕博利珠单抗	
有肾上腺功能不全（原发性和继发性）的报道。肾上腺功能不全发生率0.7%（47例），2、3、4级分别为20例（0.3%）、20例（0.3%）、3例（<0.1%）。至发生中位时间为5.4个月（范	监测患者体征和症状，并排除其他病因。根据临床指征给予皮质类固醇和其他激素替代疗法治疗

风险点描述	风险管控措施
围：1 天~17.7 月）。中位持续时间未达到（范围：3 天~26.2+ 月）。导致终止治疗 4 例（0.1%）。16 例痊愈，4 例痊愈伴后遗症	

纳武利尤单抗

风险点描述	风险管控措施
2 级肾上腺功能不全	暂停用药，并根据需要开始生理性皮质类固醇替代治疗
3~4 级肾上腺功能不全	永久停用 应继续监测肾上腺功能和激素水平，以确保采用适当的皮质类固醇替代治疗

特瑞普利单抗

风险点描述	风险管控措施
有肾上腺功能不全的报道。2 例（0.3%）患者出现免疫相关肾上腺皮质功能不全，均为 2 级。至肾上腺皮质功能不全发生的中位时间为 4.2 个月（范围：1.9~6.5 月），中位持续时间 11.3 个月（范围：6.8~11.3+ 月）。有 1 例（0.2%）患者需永久停用本品，无患者需要暂停本品	应密切监测患者肾上腺皮质功能不全的症状和体征。2 例患者均接受了皮质类固醇，泼尼松中位起始剂量 33.3mg（范围：7.5~33.3mg），中位给药持续时间 12.0 天（范围：5.0~19.0 天）。2 例患者病情稳定
2 级肾上腺功能不全	暂停本品治疗，并根据临床需要给予生理性皮质类固醇替代治疗至症状缓解
3~4 级肾上腺功能不全	永久停用本品。应继续监测肾上腺功能和激素水平，确保恰当的皮质类固醇替代治疗

信迪利单抗

风险点描述	风险管控措施
有肾上腺功能不全的报道。发生肾上腺功能不全 1 例（0.2%），为 2 级，至发生时间为 7.1 个月，尚未缓解	应对肾上腺功能不全患者的体征和症状进行监测，并排除其他病因。监测和评估肾上腺功能相关的激素水平，必要时行功能试验

风险点描述	风险管控措施
症状性 2 级肾上腺功能不全	暂停本品治疗，并根据临床需要给予皮质类固醇替代治疗
3~4 级肾上腺功能不全	永久停止本品治疗。根据临床指征给予皮质类固醇和其他激素替代疗法
卡瑞利珠单抗	
有肾上腺功能不全的报道。共 8 例（0.7%）发生肾上腺功能不全，其中 3 级为 1 例（0.1%）。至肾上腺功能不全发生的中位时间是 3.2 个月（范围：2.0~28.6 月），持续的中位时间是 1.5 个月（范围：0.8~6.2 月）。2 例（0.2%）患者永久停止本品治疗，1 例（0.1%）患者暂停本品治疗	密切监测患者肾上腺皮质功能不全的症状和体征 其中 1 例接受氢化可的松替代治疗。37.5%（3/8）的患者病情缓解，至缓解的中位时间为 1.0 个月（范围：0.8~1.9 月）
症状性 2 级肾上腺功能不全	暂停本品治疗，并根据临床需要给予生理性皮质类固醇替代治疗至症状缓解
3~4 级肾上腺功能不全	永久停用本品。应继续监测肾上腺功能和激素水平，确保恰当的皮质类固醇替代治疗
替雷利珠单抗	
有肾上腺功能不全的报道。有 2 例（0.2%）患者出现免疫相关肾上腺皮质功能不全，均为 2 级并导致暂停本品给药。首次给药后至肾上腺皮质功能不全发生的时间分别为 2.7 个月和 10.4 个月	对肾上腺功能不全患者的体征和症状进行监测，并排除其他病因。监测和评估肾上腺功能相关的激素水平，必要时进行功能试验。2 例患者均接受了皮质类固醇治疗，起始剂量均为 7.5mg/d，至数据截止日 2 例患者肾上腺皮质功能不全持续，维持皮质类固醇替代治疗

风险点描述	风险管控措施
2 级肾上腺功能不全	暂停给药，直至不良反应恢复至 0~1 级，并根据临床需要给予皮质类固醇替代治疗
3~4 级肾上腺功能不全	永久停药。根据临床指征给予皮质类固醇和其他激素替代疗法

度伐利尤单抗

在临床研究入组的 1889 例接受度伐利尤单抗治疗的患者中，0.7% 的患者发生肾上腺皮质功能不全，包括 3 级肾上腺皮质功能不全（< 0.1%）。0.4% 的患者需要接受全身用糖皮质激素治疗，包括 0.1% 需要接受高剂量糖皮质激素治疗的患者	监测患者是否出现肾上腺皮质功能不全临床体征和症状。如出现 2 级或更高级肾上腺皮质功能不全，则开始给予泼尼松 1~2mg/（kg·d）或等效药物治疗，之后根据临床指征逐渐降低糖皮质激素剂量并使用激素替代治疗。根据严重程度中断度伐利尤单抗治疗
2~4 级肾上腺功能不全	暂停给药直至临床上疾病稳定

阿替利珠单抗

有症状性肾上腺功能不全的报道。0.3%（11/3178）的患者报道了肾上腺功能不全，至事件发生的中位时间为 5.5 个月（范围：0.1~19.0 月），中位持续时间为 16.8 个月（范围：0~16.8 月）。肾上腺功能不全导致 1 例（< 0.1%）患者终止阿替利珠单抗治疗。有 0.3%（9/3178）的阿替利珠单抗治疗患者因肾上腺功能不全需要接受皮质类固醇治疗。1.5%（7/473）接受阿替利珠单抗联合卡铂和白蛋白结合型紫杉醇治疗的患者发生肾上腺功能不全。0.8%（4/473）接受阿替利珠单抗	暂停使用阿替利珠单抗，并开始静脉输注皮质类固醇［1~2mg/（kg·d）的甲泼尼龙或等效剂量］进行治疗。一旦症状改善，可改为 1~2mg/（kg·d）泼尼松或等效剂量口服治疗。如果症状改善至 ≤ 1 级，则应在 ≥ 1 个月时间内逐渐减少皮质类固醇。如果事件在 12 周内改善至 ≤ 1 级、皮质类固醇减至泼尼松每日 ≤ 10mg 或等效剂量，并且患者在接受替代治疗（如果需要）后状况稳定，则可恢复治疗

续表

风险点描述	风险管控措施
联合卡铂和白蛋白结合型紫杉醇治疗的患者发生需要使用皮质类固醇的肾上腺功能不全	

（四）高血糖

表 5-13　免疫性高血糖风险管控建议

风险点描述	风险管控措施
帕博利珠单抗	
已报道 1 型糖尿病（包括糖尿病酮症酸中毒）	对患者的高血糖或其他糖尿病体征和症状进行监测。1 型糖尿病患者应给予胰岛素治疗，3 级高血糖患者应暂停使用帕博利珠单抗，直到病情得到控制为止
纳武利尤单抗	
症状性或 3 级糖尿病	暂停用药，并根据需要开始胰岛素替代治疗 应继续监测血糖水平，以确保采用适当的胰岛素替代治疗
4 级或危及生命的糖尿病糖尿病	永久停用
特瑞普利单抗	
有血糖及 1 型糖尿病的报道。17 例（2.8%）患者出现高血糖症或 1 型糖尿病，其中 3 级为 2 例（0.3%），4 级为 1 例（0.2%），无糖尿病酮症酸中毒病例及 5 级	应密切监测患者的血糖水平及相关的临床症状和体征。根据临床需要给予胰岛素替代治疗

风险点描述	风险管控措施
病例。至高血糖症或 1 型糖尿病发生的中位时间为 2.1 个月（范围：0.4~11.8 月），中位持续时间为 1.1 个月（范围：0.4~18.3+月）。1 例（0.2%）患者需要永久停用本品，1 例（0.2%）患者需要暂停本品。9 例（52.9%）病情缓解，至中位缓解时间为 0.5 个月（范围：0.4~4.6 月）	
3 级高血糖症或 1 型糖尿病	暂停用药，胰岛素替代治疗直至症状缓解
4 级高血糖症或 1 型糖尿病	停用本品。应继续监测血糖水平，确保适当的胰岛素替代治疗
信迪利单抗	
有高血糖症和 1 型糖尿病报道。共 12 例（2.2%）发生高血糖症或血糖升高，均为 1~2 级。2 例（0.4%）发生 1 型糖尿病，均为 3 级。1 例（0.2%）1 型糖尿病的发生时间为 7.6 个月，使用胰岛素间断治疗，已缓解，至缓解时间 1.6 个月。1 例（0.2%）患者同时发生 1 型糖尿病和糖尿病酮症酸中毒，至发生时间为 10.3 个月，需要暂停本品治疗，使用胰岛素和口服降糖药物治疗，已缓解，至缓解时间为 0.3 个月	应对患者的高血糖或其他糖尿病体征和症状进行监测。根据临床需要给予胰岛素替代治疗
3 级高血糖症或 1 型糖尿病患者	暂停本品治疗
4 级高血糖症或 1 型糖尿病患者	永久停止本品治疗，应继续监测血糖水平，确保适当的胰岛素替代治疗

风险点描述	风险管控措施

卡瑞利珠单抗

有高血糖症或 1 型糖尿病的报道。共 19 例（1.7%）发生血糖升高，其中 3 级为 7 例（0.6%），4 级为 1 例（0.1%）。至血糖升高发生的中位时间是 2.8 个月（范围：0.1~13.7 月），持续的中位时间是 1.0 个月（范围：0.1~12.9 月）。1 例（0.1%）患者暂停用药。共 4 例（0.2%）发生糖尿病，其中 2 级为 1 例（0.1%），3 级为 2 例（0.2%），4 级为 1 例（0.1%）。至糖尿病发生的中位时间为 11.1 个月（范围：6.4~13.7 月），中位持续时间为：4.6 个月（范围：0.5~10.7 月）	密切监测患者的血糖水平及相关的临床症状和体征。根据临床需要给予胰岛素替代治疗。发生血糖升高患者种有 8 例患者接受降糖药物治疗。73.7%（14/19）的患者病情缓解，至缓解的中位时间为 0.7 个月（范围：0.1~4.1 月）。发生糖尿病的 4 例（100%）患者均接受降糖治疗，2 例（59%）患者暂停本品治疗。2 例（50%）患者恢复正常，2 例（50%）的患者病情缓解至 1~2 级，至缓解的时间分别为 0.5 个月和 1.4 个月
血糖控制不好的 1 型糖尿病	暂停本品，胰岛素替代治疗直至症状缓解
危及生命的 4 级 1 型糖尿病	永久停用本品。应继续监测血糖水平，确保适当的胰岛素替代治疗

替雷利珠单抗

| 有 1 型糖尿病和高血糖症的报道。5 例（0.5%）患者出现免疫相关糖尿病（1 型糖尿病）或高血糖症，其中 3 级为 2 例（0.2%），4 级为 1 例（0.1%）。至发生的中位时间为 1.4 个月（范围：1.0~10.5 月）。首次给药后至 1 型糖尿病发生时间分别为第 29 天，第 42 天和第 310 天；首次给药后至高血糖症发生时间分别为第 29 天和第 319 天。中位 | 对患者的高血糖或其他糖尿病体征和症状进行监测。根据临床需要给予胰岛素替代治疗。5 例患者均未接受皮质类固醇治疗，1 例（0.1%）患者永久停止本品治疗，1 例（0.1%）患者暂停给药。1 例 3 级和 1 例 4 级 1 型糖尿病患者同时伴有酮症酸中毒。至数据截止日，2 例 1 级和 2 级高血糖症患者均已恢复。其他 3 例 |

风险点描述	风险管控措施
持续时间为 0.3 个月（范围：0.1~20.2+ 月）	3 级或 4 级 1 型糖尿病患者继续使用胰岛素治疗，高血糖症状得到控制
3 级高血糖症或 1 型糖尿病	暂停给药，直至不良反应恢复至 0~1 级
4 级高血糖症或 1 型糖尿病	永久停药，应继续监测血糖水平，确保适当的胰岛素替代治疗
度伐利尤单抗	
在临床研究入组的 1889 例接受度伐利尤单抗治疗的患者中，< 0.1% 的患者发生 1 型糖尿病。中位发病时间为 1.4 个月	监测患者是否出现高血糖症或其他糖尿病体征和症状。根据临床指征开始胰岛素治疗。根据严重程度中断度伐利尤单抗治疗
2~4 级高血糖症或 1 型糖尿病	暂停给药直至临床上疾病稳定
阿替利珠单抗	
0.3%（10/3178）的患者报道了糖尿病，至事件发生的中位时间为 4.2 个月（范围：0.1~9.9 月）。有 3 例（< 0.1%）患者因糖尿病导致阿替利珠单抗治疗终止	
1 型糖尿病	应使用胰岛素治疗
≥ 3 级高血糖（空腹血糖 > 250mg/dl 或 13.9mmol/L）	暂停给药，开始胰岛素治疗。如果通过胰岛素替代治疗使病情得到控制，可以恢复阿替利珠单抗治疗

七、免疫相关性心脏毒性

免疫相关性心脏毒性是该类药物发生率较低但致死率高的不良反应，可发生于药物使用的任何时期，以药物使用早期较为多见。已报道的不良反应包括心肌病变（心肌炎为主）、心包积液、心律失常、急性冠脉综合征和瓣膜病变等。

对于心脏毒副作用建议完善检查后将病情严重程度分层。发生 3 级以上不良反应的病情严重患者（有心律失常、心肌标志物和超声心动图异常，但血流动力学稳定）和危及生命（出现恶性心律失常、严重心肌病和血流动力学异常）患者，均需要永久停用该类药物治疗，尽早给予糖皮质激素冲击治疗，严重者可加用人免疫球蛋白以及抗人胸腺免疫球蛋白或英夫利西单抗治疗。

八、免疫相关性神经系统毒性

该类药物产生的免疫相关性神经系统毒性不常见，发生率约为 6%，与 CTLA-4 合用其发生率可增高值约 12% 左右。在开始治疗后 1 周至任何时间均有可能产生该类不良反应。其临床表现多种多样，涉及中枢及外周神经系统，包括肌炎、重症肌无力、脱髓鞘性多发性神经病、脑膜炎、脑炎、共济失调、癫痫、脊髓炎、双侧面神经麻痹、格林-巴利综合征等。

识别并治疗对于改善患者的预后至关重要，当不良反应级别≥2级时，应尽早使用糖皮质激素进行免疫抑诊治疗建议给予皮质类固醇激素；不良反应程度严重或糖皮质激素治疗无效时可考虑英夫利昔单抗、吗替麦考酚酯，对于格林-巴利综合征和重症肌无力的患者来说，可给予血浆置换或免疫球蛋白治疗。

附：其他免疫相关不良反应

表 5-14　其他免疫相关不良反应

风险点描述	风险管控措施
帕博利珠单抗	
在临床试验或上市后使用中报道了以下其他有临床意义的免疫相关不良反应，包括严重和致死病例：葡萄膜炎、关节炎、肌炎、心肌炎、胰腺炎、格林-巴利综合征、肌无力综合征、溶血、贫血、结节病和脑炎	应根据不良反应的严重程度，暂停使用帕博利珠单抗，并给予皮质类固醇治疗
≤1级其他免疫相关性不良反应	在皮质类固醇剂量已降至每天≤10mg泼尼松或相当剂量，可以在最后一剂帕博利珠单抗给药后12周内重新开始帕博利珠单抗治疗

风险点描述	风险管控措施
根据反应的严重程度和类型（2~3级）	暂停使用，直至不良反应恢复至 0~1 级
3~4 级心肌炎 3~4 级脑炎 3~4 级格林 - 巴利综合征 复发性 3~4 级	永久停药 既往出现过免疫相关性心肌炎的患者重新开始帕博利珠单抗治疗的安全性尚不明确
器官移植排斥反应 在上市后接受 PD-1 抑制剂治疗的患者中有实体器官移植排斥反应报道	帕博利珠单抗治疗可能会增加实体器官移植排斥的风险。在这些患者中应权衡帕博利珠单抗治疗的获益与可能的器官排斥风险
纳武利尤单抗	
报道小于 1% 免疫相关性不良反应：胰腺炎、葡萄膜炎、脱髓鞘、自身免疫性神经病变（包括面部和外展神经麻痹）、格林 - 巴利综合征、肌无力综合征、脑炎、胃炎、结节病、十二指肠炎、肌炎、心肌炎和横纹肌溶解症。上市使用后已有伏格特 - 小柳 - 原田综合征（Vogt-Koyanagi- Harada syndrome）的病例报道	对于疑似免疫相关性不良反应，应进行充分的评估以确认病因或排除其他病因。根据不良反应的严重程度，应暂停纳武利尤单抗治疗并给予皮质类固醇。一旦病情改善，可在皮质类固醇减量后重新开始纳武利尤单抗治疗。若出现任何复发的重度免疫相关性不良反应及任何危及生命的免疫相关性不良反应，必须永久停止纳武利尤单抗治疗
使用纳武利尤单抗中已经报道罕见的肌肉毒性（肌炎、心肌炎和横纹肌溶解症），其中一些出现死亡结局	如果患者出现肌肉毒性的症状和体征，应对患者进行密切监测，将患者转至专科部门进行评估并及时

风险点描述	风险管控措施
	治疗。根据肌肉毒性严重程度，应暂停或停止纳武利尤单抗治疗，并开始适当治疗
上市后接受 PD-1 抑制剂的患者，报道有实体器官移植排斥反应	接受纳武利尤单抗治疗会增加实体器官移植排斥的风险。在此类患者中应考虑纳武利尤单抗治疗的获益/可能的器官排斥风险
3 级（首次发生）	暂停用药
3 级心肌炎	永久停用
4 级或复发性 3 级 虽然进行治疗调整但仍持续存在 2 级或 3 级反应 皮质类固醇剂量不能减少至每天 10mg 泼尼松或等效剂量	永久停用
特瑞普利单抗	
血小板减少症：6 例（1.0%）患者出现免疫相关性血小板减少症，其中 3 级为 1 例（0.2%），4 级为 4 例（0.7%），5 级为 1 例（0.2%）。至发生的中位时间为 0.6 个月（范围：0.1~6.4 月），中位持续时间为 0.3 个月（范围：0.1~16.1+ 月）。有 3 例（0.5%）患者需要永久停用本品，1 例（0.2%）患者需要暂停本品。无患者接受皮质类固醇治疗。4 例（66.7%）患者病情缓解，中位缓解时间为 0.3 个月（范围：0.1~1.3 月）	应密切监测患者血小板水平及有无出血倾向的症状和体征，如牙龈出血、瘀斑、血尿等症状，并排除其他病因及合并用药因素
胰腺炎：16 例（2.7%）患者出现免疫相关的胰腺炎/淀粉酶升高/脂肪酶升高。其中 3 级为 11 例（1.8%），	无患者使用皮质类固醇治疗。8 例（50.0%）患者病情缓解，中位缓解时间

风险点描述	风险管控措施
4 级为 4 例（0.7%），其中 12 例（2.0%）为无症状性淀粉酶升高 / 脂肪酶升高，其中 ≥ 4 级有 1 例（0.2%）。至发生的中位时间为 1.0 个月（范围：0.4~7.4 月），中位持续时间为 1.1 个月（范围：0.1~17.6+ 月）。有 4 例（0.7%）患者需要永久停用本品，3 例（0.5%）患者需要暂停本品	为 0.7 个月（范围：0.1~1.7 月）
发生率低（≤ 1%）的其他免疫相关性不良反应： 1 例 2 级虹膜炎 1 例 3 级葡萄膜炎 1 例 2 级多发性肌炎	如果同时发生葡萄膜炎及其他免疫相关不良反应，检测是否发生了伏格特 - 小柳 - 原田综合征，需全身使用皮质类固醇治疗以防止永久失明
3 级血小板减少症 3~4 级血淀粉酶升高或脂肪酶升高 2~3 级胰腺炎 2 级心肌炎 首次发生的 2~3 级不良反应	暂停用药，直至改善至 0~1 级。根据临床判断是否给予皮质类固醇治疗及是否可重新开始本品治疗。心肌炎经治疗改善到 0~1 级后能否重新开始本品治疗的安全性尚不明确
4 级或任何级别复发的胰腺炎 3~4 级心肌炎 3~4 级脑炎 对于 4 级其他不良反应或复发性 3 级不良反应	永久停药
信迪利单抗	
1 例（0.2%）患者同时发生了关节痛和肢体疼痛，均为 2 级	对于其他疑似免疫相关性不良反应，应进行充分的评估以确认病因或排除其他病因。根据不良反应的严重程度，首次发生 2~3

风险点描述	风险管控措施
	免疫相关性不良反应，应暂停本品治疗。对于任何复发性3级免疫相关性不良反应（除外内分泌疾病）和任何4级免疫相关性不良反应，必须永久停止本品治疗，根据临床指征，给予皮质类固醇治疗

卡瑞利珠单抗

风险点描述	风险管控措施
小于1%的患者中报道的其他不良反应有：（肌无力发生了2例，其余各项免疫性相关不良反应均只发生了1例） 感染及侵袭类疾病：结膜炎（2级）、脾脓肿（3级） 各种肌肉骨骼及结缔组织疾病：肌炎（2级） 胃肠系统疾病：口腔黏膜炎（3级） 眼器官疾病：光电性结膜炎（3级） 神经系统毒性：肌无力（3级）、重症肌无力(2级)、自身免疫性脑病(3级)	对于其他疑似免疫相关性不良反应，应进行充分的评估以确认病因并排除其他病因 如果同时发生葡萄膜炎及其他免疫相关不良反应，应检测是否发生了伏格特-小柳-原田综合征，需全身使用皮质类固醇治疗以防止永久失明
首次发生2级或3级免疫相关性不良反应	暂停本品治疗
任何复发性3级免疫相关性不良反应（除外内分泌疾病）和任何4级免疫相关性不良反应	永久停止本品治疗。根据临床指征，给予皮质类固醇治疗

替雷利珠单抗

风险点描述	风险管控措施
小于1%接受本品治疗的患者发生以下免疫相关性不良反应： 1例2级风湿性多肌痛 1例2级，2例3级关节炎 1例2级葡萄膜炎	如果同时发生葡萄膜炎及其他免疫相关不良反应，应检测是否发生了伏格特-小柳-原田综合征，须全身使用皮质类固醇治

风险点描述	风险管控措施
	疗以防止永久失明。对于其他疑似免疫相关性不良反应，应进行充分的评估以确认病因或排除其他病因。根据不良反应的严重程度，首次发生 2~3 级免疫相关性不良反应，应暂停本品治疗。对于任何复发性 3 级免疫相关性不良反应（除外内分泌疾病）和任何 4 级免疫相关性不良反应，必须永久停止本品治疗，根据临床指征，给予皮质类固醇治疗
2 级脑炎	暂停给药，直至不良反应恢复至 0~1 级
3~4 级脑炎	永久停药
度伐利尤单抗	
可导致免疫介导的重度和致死性不良反应，这些免疫介导反应可能涉及任何器官系统。虽然免疫介导反应通常出现在度伐利尤单抗治疗期间，但中止度伐利尤单抗后也可能会出现免疫介导的不良反应 ＜ 1% 具有临床意义的免疫介导不良反应：无菌性脑膜炎、溶血性贫血、免疫性血小板减少性紫癜、心肌炎、肌炎和眼部炎症性毒性，包括葡萄膜炎和角膜炎	
出现疑似的 2 级免疫介导不良反应	排除其他原因，并根据临床指征开始糖皮质激素治疗

风险点描述	风险管控措施
出现重度（3~4级）不良反应	给予糖皮质激素治疗，泼尼松 1~4mg/（kg·d）或等效剂量，之后逐渐降低剂量。根据反应的严重程度中断或永久终止度伐利尤单抗治疗
如同时发生葡萄膜炎与其他免疫介导的不良反应	评价是否是伏格特-小柳-原田综合征，该综合征已在本类其他产品中观察到，然后可能需要使用全身用类固醇激素治疗，以降低永久性失明的风险
阿替利珠单抗	
在临床试验或同类其他产品中报道过以下有临床意义的免疫相关性不良反应：全身性炎症反应综合征、组织细胞坏死性淋巴结炎、自身免疫性溶血性贫血、免疫性血小板减少性紫癜、面部和外展神经麻痹、伏格特-小柳-原田综合征、葡萄膜炎、虹膜炎和血管炎	对于疑似2级免疫相关性不良反应，排除其他原因并根据临床指征给予皮质类固醇治疗 对于重度（3~4级）不良反应，给予皮质类固醇，泼尼松 1~2mg/（kg·d）或等效剂量，然后逐渐减量。根据不良反应的严重程度，中断或永久停药。如果葡萄膜炎与其他免疫相关性不良反应同时发生，则需评估伏格特-小柳-原田综合征，已在该类别的其他产品中观察到该综合征，可能需要全身性类固醇治疗，以降低永久性视力丧失的风险

6

第六章

用药教育

　　用药教育是指医生、护士或药师直接对患者及家属进行解答用药疑问或用药注意事项，介绍药物和疾病知识，开展公众交流，为公众提供用药咨询的药学服务活动。用药教育是药学信息服务中最重要的内容之一，也是临床药师参与药物治疗的组成部分。目前肿瘤患者的 5 年生存率有所提高，促进肿瘤向慢性疾病的方向发展。需要注意的是，较多肿瘤患者能够长期存活，但在治疗过程接受放化疗等手段，也会产生不良反应，使其生活治疗下降严重，甚至会危及其生命，这就需要患者具备一定的用药知识，强化防范意识，能够及时地辨别和处理不良反应，提高治疗安全性。同时，也需要采取有效的干预手段，帮助患者提高对治疗过程用药的重视程度，了解正确的用药方法，保障其获得最佳的治疗效果。

　　免疫检查点抑制剂物因其独特的作用机制和疗效，成为抗肿瘤治疗药物中的热点。随着药物在临床中的广泛应用，其在增强细胞免疫抗肿瘤效应的同时，也可能增强机体正常的免疫反应，导致免疫耐受失衡，出现免疫相关不良反应（irAEs），使人们担心是否免疫治疗也存在潜在的、不可预知的风险。因此，针对这一问题，患者在医疗单位内使用药物后居家的自我监护成为其用药教育的重点。

　　免疫检查点抑制剂用药教育内容：

　　1.药物通用名、商品名或其他常用名称，以及药物的治疗分类、用途及效果。

2. 药物的预计起效时间及未起效时的应对措施，重点应告知患者一般在治疗两个周期后进行评效。

3. 药物剂型、给药途径、剂量、用药时间和疗程，这部分内容应重点强调治疗周期及给药过程中应控制给药速度以降低输液反应的发生。

4. 药物的特殊剂型、特殊装置、特殊配制方法的给药说明，这部分应告知患者免疫检查点抑制剂为大分子单克隆抗体药物，容易引起输注反应，问诊患者是否有严重过敏反应史，对于有严重过敏史患者给药前可给予相应的预处理。

5. 用药期间应监测的症状体征及检验指标的重要意义，由于免疫治疗导致不良反应可能在该类药治疗期间或该药治疗停止后的任何时间发生，治疗过程也应做好定期评估，以便早期发现不良事件，根据不良事件的严重程度，及早对症处置可防止严重 ADR 的发生。

6. 可能出现的常见和严重的不良反应，可采取的预防措施及发生不良反应后应采取的应急措施，告知患者 irAEs 可发生于任何器官，及早发现容易控制；该类药可引起迟发性免疫相关反应。应持续进行患者监测（至少至末次给药后 5 个月），因为不良反应可能在该药治疗期间或该药治疗停止后的任何时间发生。尤其对于高龄、有慢性疾病及器官功能障碍的高危患者，强调早期发现异常及时就诊的重要。

7. 用药之前，应告知医护人员本人的过敏、孕乳期、合并用药（包括处方药、非处方药、保健品、传统用药）等，尤其合并使用沙利度胺类似物时，由药师判断潜在的的药物 - 药物、药物 - 食物 / 保健品、药物 - 疾病及药物 - 环境的相互作用或禁忌。

8. 药物的适宜贮存条件，当需要自行保存该类药时，需注意其应当在 2~8℃避光贮存，不可冷冻。

9. 如何做好用药记录和自我监测，以及如何及时联系到药师。

参考文献

［1］ 霍庚崴，宋莹，陈卫东，等．抗生素对免疫检查点抑制剂治疗非小细胞肺癌疗效影响的 Meta 分析［J］．中国肿瘤生物治疗杂志，2021，28（2）：165-170．

［2］ Huang X Z，Gao P，Song Y X，et al. Antibiotic use and the efficacy of immune checkpoint inhibitors in cancer patients: a pooled analysis of 2740 cancer patients［J］．OncoImmunology，2019，8（2）：1665973.

［3］ Chalabi M，Cardona A，Nagraka DR，et al. Efficacy of chemotherapy and atezolizumab in patients with non-small-cell lung cancer receiving antibiotics and proton pump inhibitors: pooled post hoc analyses of the OAK and POPLAR trials［J］．Ann Oncol，2020，31（4）：525-531．

［4］ NCCN Clinical Practice Guidelines in Oncology—Management of Immuno therapy-Related Toxicities 2020 V1.

［5］ 王璐．分析息者用药教育的内容和方法［J］．中国中医药现代远程教育，2010，8（17）：113-114．

［6］ 刘玉丽．在肿瘤内科开展临床药学服务的实践与体会［J］，赤峰学院学报（自然科学版）．2018，3（34）：120-121．